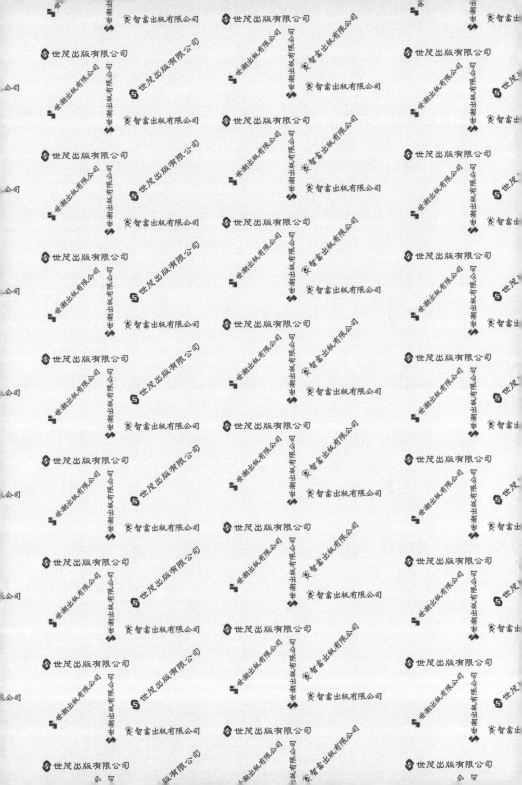

逆齡養生

調脾胃、養氣血
女醫師教你如何老得慢

韓學傑——著

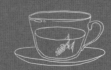

序　會養生的女人命最好

有句話說「會養生的女性老樣子，不養生的女性樣子老」。會養生的女人，注重身體內外的平衡，衰老的速度自然比較慢，看上去總是「老樣子」；而不懂養生的女性，皮膚和色氣都會提前衰退，逐漸成為「樣子老」。

說到養生，相信也有一些人認為只要平時注意休息，多用一些高級的化妝品就能擁有好氣色和面容。但並非如此，女人的好氣色和出眾的面容並不是靠脂粉堆砌出來的，而是由內而外長期保養。

古文中常形容貌美的女子「面如桃花」，是指女子的膚色像桃花一樣粉嫩光潤，這並不是胭脂水粉的功勞，而是體內氣血充盈的外在表現。

氣血暢通才能使營養匯集到身體各處，不僅皮膚、氣色變好，更為重要的是能提升精神狀態和免疫力。

如果氣血不暢通或有所虧虛，不僅氣色差，各種疾病很容易趁機找上門。在臨床中，我經常遇到氣血不暢的女性，特別是氣滯血瘀、氣血兩虛這些症狀，實際上女性月經不調、身材走樣、精神疲憊、失眠多夢等情況都和氣血失調有關。

所以，女性養生先養氣血，一定要讓自己的氣血暢通、充盈。除了氣血之外，女性過了三十歲，還要特別注重保養五臟，其中最為重要的是脾胃。脾胃是水穀運化之源，也是人的後天之本。脾胃好，吃進身體的食物能夠充分轉化成營養，維護身體的健康；脾胃出了問題，就無法吸收食物的營養。

脾胃差也會影響外貌。有些人不到三十歲就變成「黃臉婆」，那是因為脾虛。中醫講「脾主土，在色為黃」，脾虛了，臉色就會發黃，而且衰老的速度非常快。

女性年過三十，胃的能力也會變弱，有的人說自己沒有二十多歲的時候「能吃」，而且吃的稍微多一點，就會不舒服，這其實都說明了脾胃功能的下降。如果這個時候不懂得養胃，胃痛早晚會找上門。

脾胃為後天之本，它不單是消化食物，也關係到身體內外的健康。

除了養氣血和調脾胃，三十歲的女性還要注意身體排毒與保養子宮和卵巢。中醫所說的毒是指身體裡的濕毒、寒毒、熱毒等，當然也包括日常生活中飲食不節所吃進身體裡的毒素。子宮健康可以說是女性的美麗源泉，婦科不好，各種煩惱都會出現，比如常見的卵巢早衰、宮寒、不孕症、乳腺疾病等。

中醫講「上工治未病」，是指在疾病來臨之前就提前預防和化解疾病，其實這一點同樣適用於女性養生。看完上面的介紹，在瞭解到女性養生的幾個重點後，就可以通過日常的調養、穴位按摩來由內而外的改善身體，永保年輕狀態，避免發生疾病。

當然，除了多瞭解中醫養生的思想和學習女性保養的方法之外，最重要的是把學到的知識落實到日常養生之中。

目錄

第二章　養氣血，氣血足的女人氣色好

第三章 脾胃好的女人病不找

第四章　排毒素，身體變乾淨，膚色變紅潤

第五章　養婦科，呵護女人的祕密花園

第六章　會保養的女人不易老

附錄

參考文獻

第一章

三十歲是轉捩點

女性年過三十後，身體開始每況愈下。這種衰退非常緩慢，且多數人察覺不到。可是，等到身體有感覺時，也就代表著疾病和衰老已經悄悄到來。

從天到人，細說女性養生

說到養生，大多數人會選擇中醫調理，這是由於中醫的基本理論更加人性化，其中最主要的有三點：**整體觀念、辨證論治和天人合一**。

在這一節裡，將深入探討「天人合一」對於女性養生的作用。**「天」是指大自然中天、地、環境因素；「人」是指身體；「合一」是指身體能夠適應大自然變化的規律**，兩者之間達到一定的平衡狀態，就可以擁有健康。

「天人合一」看起來困難，簡單來說就是每個人在生活中，需要慢慢和周圍的環境磨合，這就更加提倡後天的養護作用。每個人先天的狀態是無法改變的，但只要在原有的基礎上因時、因地、因人地順應規律發展，就能達到養生的效果。

我參加過一個女性養生協會，並擔任協會的主要理事人員，經常會和一些公司裡女性高階主管一起探討養生的話題。協會裡的人幾乎都是由於年輕時過度打拚，到了中年，特別是生完孩子以後，各種問題接踵而至。於是就組織了這個協會，邀請一些醫學方面的專家，帶領大家一起進行養生保健的活動。

其中有一位女性讓我印象深刻。一開始時總是向我諮詢一些養生方面的知識，熟悉後才提到自己一直都有失眠的毛病，特別是到了冬天，晚上睡覺時總是口乾舌燥、胸悶，但去醫院檢查也查不出問題，也用了不少在協會中學習的養生方法，但都沒有效果。

詳細詢問後才知道，這位女性因家鄉氣候濕潤，經常吃辣。但搬來北京後，氣候由原來的濕潤變成了乾燥。特別是冬天時屋內還有暖氣，睡覺時就像在火爐中烘烤一般。再加上她的飲食習慣並沒有因為生活的氣候和環境變化而改變，每頓無辣不歡。所以到了晚上就寢時，身體在乾燥的氣候環境下出現了不適應的反應，中醫講「胃不和則臥不安」，這種狀態下更加難以安眠。

找到原因後，用我介紹給她的養生方案，加上在家中使用加濕器，睡前吃一碗藕粉，忌食辛辣等方法，經過一段時間的調理，她的睡眠問題基本解決了。加濕器的功能是為了增添室內的空氣濕度，因為這位女性家鄉在重慶，這樣就使她回歸原有已適應的環境之中。藕粉具有滋陰生津的功效，適用於燥邪引起的各種不適症狀。藕還有另外一個名稱——睡蓮，我們多會用藕粉來治療失眠，因為藕節在池塘裡生長的形態就像人體臥著睡覺一樣，這是中醫中典型的「以形補形」療法。

其實這只是一個小例子，但是也體現了中醫中「天人合一」的觀念——要根據地理位置的變化而發生相應的轉變。平時在制訂養生方案時，也要考慮到環境，才能起到事半功倍的效果。

女七男八，女性身體在二十八歲是巔峰狀態

「女七男八」是中醫學界一個基本概念，源自《黃帝內經》，說的是男女的成長週期。女性的生命週期數是七年，七歲、十四歲、二十一歲、二十八歲……**每七年身體會出現一次大的變化**。而男性的成長週期則是八年。這個理論的意義在於，可以根據不同年齡的身體變化，配合身體生長的自然規律，有針對性地調養。

《黃帝內經》中寫道：「女子，七歲腎氣盛，齒更髮長；二七而天癸至，任脈通，太衝脈盛，月事以時下，故有子；三七，腎氣平均，故真牙生而長極；四七，筋骨堅，髮長極，身體盛壯。」

意思是說，小女孩七歲的時候，腎氣開始比較旺盛，這時候會開始換牙，頭髮也長得更快；十四歲的時候，任脈通，太衝脈盛，開始有了月經，能夠懷孕生育；二十一歲時，腎氣平衡、平穩了，發育基本上完成了；二十八歲時，筋骨最強健，頭髮長齊了，生理狀況達到頂峰狀態。

也就是說，女性在二十八歲時，身體素質到達巔峰狀態，而且生殖系統、內分泌都是最為和諧的階段，精力也較為旺盛，所以這個年齡是生育孩子的黃金時期。

但是，「盛極必衰」，到了頂峰之後，接下來就會開始走下坡。所以從二十八歲以後，健康狀況會每況愈下。因此我經常跟身邊的女性說要從二十八歲時保養身體。

作為青春的分水嶺，二十八歲對女人來說是重要的轉捩點，這一生以後的健康和美麗，都取決於是否有保養和護理身體。

一般來說，中老年人的養生保健意識比較強，但等到那時候才開始保養其實有點晚了。保養要越早越好，這也就是為什麼我一再強調女性要趁早保養身體。

人要順應天時，對於身體的自然變化，得順勢而為。四七之後，身體狀態就在一天天衰弱，假如肆無忌憚地使用身體，就會衰老得更快。

女性三十歲後的身體變化

對女性來說三十歲是個坎。那是因為一到三十歲，身體就會開始有些微妙的變化。尤其是皮膚問題，這是所有女性都無法避免的。皮膚會隨著年齡的增長，由原來的光澤細滑逐漸變得越來越粗糙，雖然可以用保健品或保養品延緩老化，但是總體趨勢是不變的。

除了皮膚之外還有個難以啟齒的變化——多尿。我在看門診的時候，經常有三十多歲的女性患者來找我看病，沒有其他毛病，就是經常想上廁所。總感覺有尿意，但尿量並不多。

這種變化和三十歲之後腎氣削弱密切相關，因為腎氣有固攝的作用，影響膀胱的氣化開闔，腎氣虛弱，膀胱氣機失調，就出現多尿的症狀。

還有一個變化就是容易疲憊，精神狀態也十分萎靡，一方面是因為生活和工作壓力太大，另外一方面是因為到了三十歲之後，先天的一些精氣神都消耗得差不多，如果後天還不知道保養，就會出現脾虛和氣血不足的情況。

脾氣虛衰則神疲困倦，氣血不足則耗傷女性根本。女性以血為本，氣血同源，血虧血少則氣機失調，從而影響臟腑的功能，臟腑虛衰反映於外就是精神的倦怠，整天打不起精神，看起來沒有活力。

最後一點就是女性性徵的改變，乳房表現得尤其明顯。乳房中的脂肪細胞和腺體，從三十歲開始就慢慢地萎縮，造成乳房鬆軟。除此之外，穿戴不合適的胸罩也會加劇乳房下垂。

三十五歲陽明脈開始衰微

前面提到女子以七年為一個週期輪回，而男子的週期要比女子多一年，所以女性要比男性更早熟，老得更快。

戰國時期的醫書《素問》寫道：「女子，七歲腎氣盛，齒更發長……五七陽明脈衰，面始焦，發始墮」，已經明確指出了女性的衰老是從「陽明脈」開始，而「陽明脈」就是指足陽明胃經。

「足陽明胃經的循行起於鼻翼兩旁，沿著鼻外側緣上行，左右兩側交會於鼻根部，旁行入目內眥」。從循行的部位上就可以看出足陽明胃經走顏面部和額頭，所以過了三十五歲就會出現魚尾紋和抬頭紋等，同時面色開始變得憔悴。

在三十五歲之前，女性陽氣比較充足，陽氣相當於人體的正氣，即使身體有一些問題，但身體還不會出現不適的症狀。可是過了三十五歲，女性的衰老規律就會開始顯現出來，原本充足的陽氣逐漸衰弱，許多問題會接踵而至。

其中最常見的疾病就是「乳腺癌」，大多數癌症發病年齡多在老年，但是乳腺癌的發病年齡多為三十五歲左右。在中醫的理論中，因為女性在三十五歲時陽明脈衰微，陽氣不足加上乳腺癌細胞是存在於每位女性身上。只是在三十五歲之前，癌細胞在人體陽氣的保護下一直停滯在幼稚階段，沒有任何活性。三十五歲之後，如果平時不注重保養，陽氣一下衰弱下來，身體的癌細胞就逐漸活躍，不斷滋生氾濫，導致出現乳腺癌。這也和中醫所說的「五七陽明脈衰」不謀而合。

所以養生宜早不宜遲，別等到三十五歲身體出現不適後才開始。以下將介紹有效的預防方法。

☀胸部按摩

乳腺癌在中醫中被稱為「乳岩」，因為乳腺癌形成的包塊固定不移，堅硬如石頭，其中的病因被歸為「瘀滯」，因此按摩胸部能起到疏通經絡、活血化瘀的作用。

西醫乳腺檢查裡以乳頭為中心，進行十字切割，將乳房分為四個象限，胸部按摩也是圍

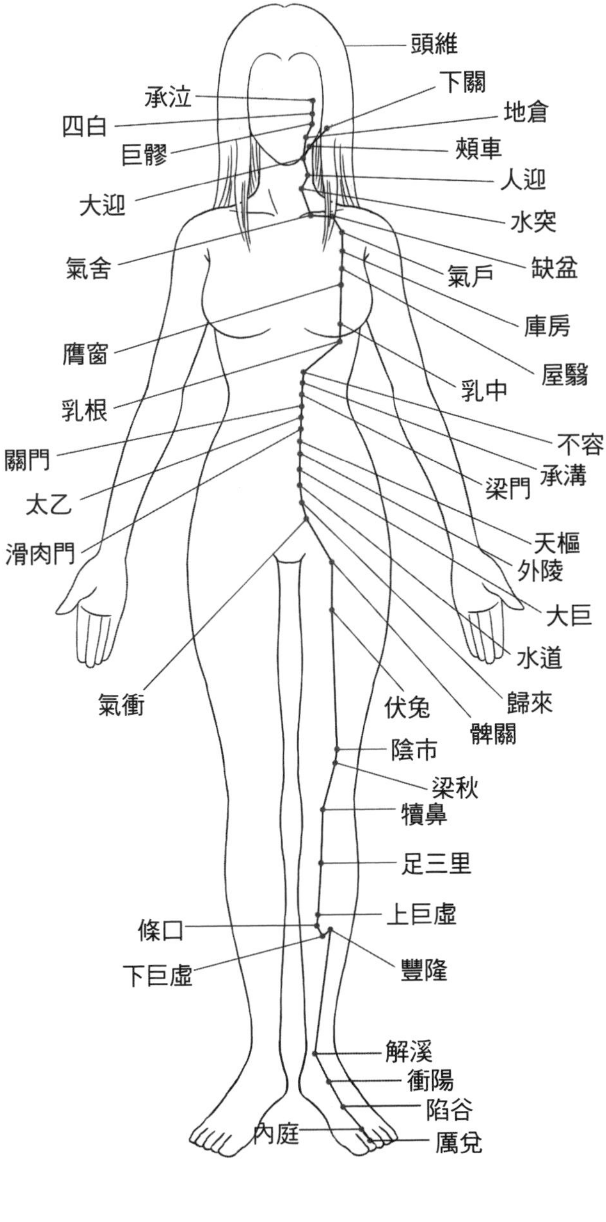
頭維
承泣
下關
地倉
四白
巨髎
頰車
人迎
大迎
水突
氣舍
缺盆
氣戶
庫房
膺窗
屋翳
乳中
乳根
不容
關門
承滿
梁門
太乙
天樞
滑肉門
外陵
大巨
水道
氣衝
伏兔
歸來
髀關
陰市
梁秋
犢鼻
足三里
上巨虛
條口
下巨虛
豐隆
解溪
衝陽
陷谷
內庭
厲兌

繞這四個象限。可以用雙手的四指輕輕按壓在乳房的外上象限上，以無觸痛為宜。然後按照外上、外下、內下、內上的順序，雙手輕輕做畫圈運動，頻率不要太快，以每分鐘二十圈為宜，每次按摩五～八分鐘，皮膚出現輕微的紅暈為佳。

☀補充維生素D

維生素D在預防及治療乳腺癌方面有很好的療效，能夠抑制乳腺癌細胞的增長趨勢。癌細胞的增長需要大量的血管以供應血液、氧氣及營養，而維生素D可以抑制癌細胞周圍血管的生成，並且對癌細胞的轉移有一定的阻斷作用，誘導癌細胞凋亡。

補充維生素D最好的方法就是適量的曬太陽，但現在大多數人因為怕曬黑，都不曬太陽，導致維生素D不足。但從食物中攝取的維生素D非常少，主要是靠通過皮膚進行合成，皮膚表層和真皮層之間有一種特殊的物質——7-脫氫膽固醇（7-dehydrocholesterol），在紫外線的照射下可以合成維生素D，適量的曬太陽對女性而言非常重要。

☀疏肝理氣代茶飲

肝經的循行經過胸部，也有分布在脅肋部，肝氣瘀滯，氣滯胸脅也會導致乳腺癌產生。

乳腺癌的出現和不良情緒密切相關，所以疏肝理氣是預防治療乳腺癌的原則、治法。

以下介紹一款**疏肝理氣代茶飲**。此代茶清新涼爽，有疏通肝經、調理氣息的功效，可以治療乳房脹痛並預防乳腺癌。

【食　材】薄荷五克、佛手十克、玫瑰花五克。

【製作方法】將材料用沸水沖泡五分鐘後，加入少量冰糖即可飲用。

四十九歲太衝脈和任脈開始衰弱

在《素問・上古天真論》中寫道：「女子，七歲腎氣盛，齒更髮長……七七任脈虛，太衝脈衰少，天癸竭，地道不通，故形壞而無子也。」

在四十九歲左右，女性就開始停經，生殖器官就開始萎縮，失去懷孕和生育的能力，體內的荷爾蒙開始下降，出現一些身體和情緒上的變化，也就是現代人所說的更年期。

在中醫基礎理論裡，女子以陰為主，又依靠陽氣的溫煦濡養才生機勃勃。其中有兩條非常重要的脈絡，任脈和太衝脈。太衝脈在中醫中又稱為「十二經脈之海」，能夠調節人體十二經脈的氣血，維持生殖機能的正常運行，又和任脈關係密切，衝、任二脈氣血充足，月經週期才能正常，故又稱為「血海」。

女性和男性的區別主要就在於男性以精為重，女子以血為重，所以男性以足少陰腎經為主，而女性的生理健康關鍵就在衝、任二脈上。當女性過了四十九歲，衝、任二脈開始衰弱，首先表現在月經和生殖功能上。

生殖機能的改變會直接反應在身體上，出現更年期的症狀，潮熱盜汗、失眠多夢、脾氣暴躁等問題就接踵而至。

其實四十九歲這個年齡的界限是古人在幾千年前提出來的，時至今日已經有些不適合，因為現代人的生活環境已經和古代不同。例如在臨床上，有些剛過四十歲的女性就出現了更年期症狀。

簡單來說，就是現代女性已經在四十九歲之前就會出現衝、任二脈衰弱的情況，早衰的病患越來越多。

以下推薦三個養心養血的食療小方子，很適合四十～五十歲的女性使用。

☀護心三仁粥

桃仁可以用來活血化瘀，棗仁養血安神，常用於陰血不足、心悸、失眠健忘等症，而柏

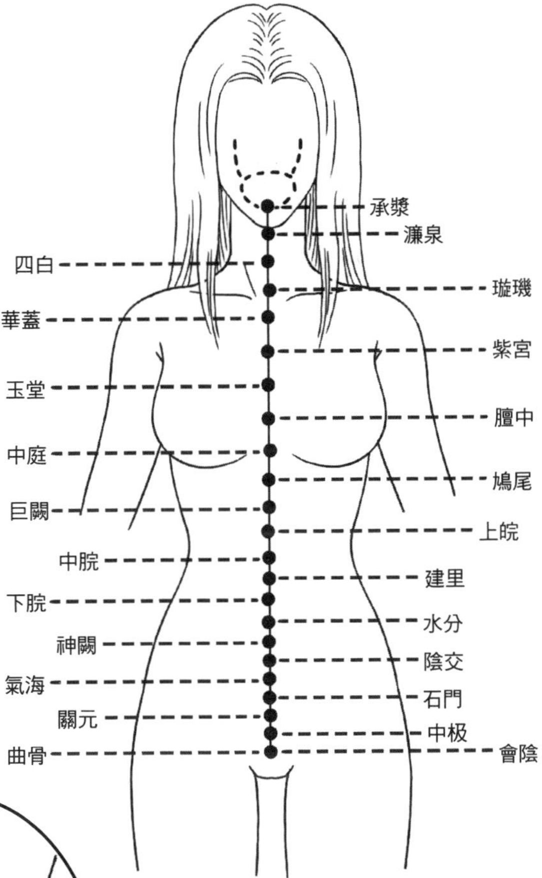
承漿
濂泉
四白
璇璣
華蓋
紫宮
玉堂
膻中
中庭
鳩尾
巨闕
上皖
中脘
建里
下脘
水分
神闕
陰交
氣海
石門
關元
中极
曲骨
會陰

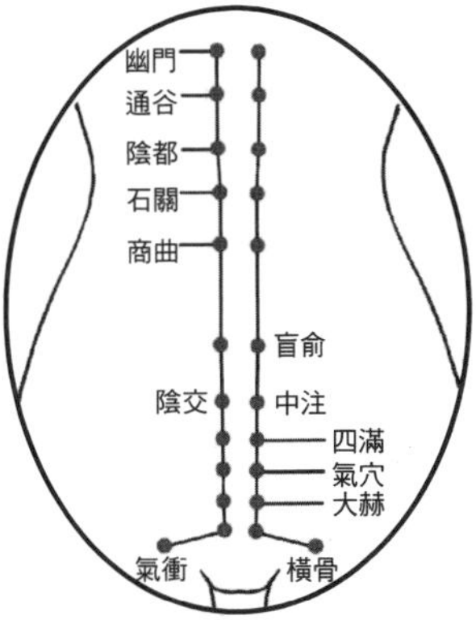
幽門
通谷
陰都
石關
商曲
盲俞
陰交
中注
四滿
氣穴
大赫
氣衝
橫骨

子仁是一味理想的滋補強壯、養心安神的良藥。所以三仁粥特別適用於素體陰虧、心神失養的患者。

【食療功效】養心安神、活血化瘀、潤腸通便，適用於瘀血內阻引起的胸部憋悶，以及心悸氣短、失眠多夢等症。

【食　材】桃仁、棗仁、柏子仁各十克、粳米一〇〇克、冰糖適量。

【製作方法】1. 將桃仁、棗仁、柏子仁打碎入鍋內。

2. 加水適量，煎煮三次，過濾去渣取汁。

3. 在汁液中放入粳米煮粥，待粥煮至濃稠時，入冰糖稍煮即可食用。

【注意事項】每日兩次，早晚空腹服用。便溏及痰多者忌服，桃仁有輕微毒性，不可過量。

☀甘麥大棗湯

小麥有柔肝養肝的功效，甘草瀉心火而和胃，大棗調胃，三者一起煎煮，可以甘潤平補、養心調肝，起到養心安神、和中緩急的功效，還可以幫忙緩解更年期症狀。

【食療功效】養心安神、柔肝緩急，專治女性更年期症候群、神經衰弱等心陰不足、肝氣失和的病症。

【食　　材】三十克小麥、九克甘草、十枚大棗。
【製作方法】把甘草、小麥和大棗加水適量，用小火煎煮，煮沸後煎至四百毫升左右，去渣，分幾次喝掉湯汁，最後吃掉大棗即可。
【注意事項】早晚溫服。由於大棗能助濕生痰，體內有痰濕的人不宜服用。

☀紅豆蓮子粥

紅豆的營養非常豐富，李時珍把它稱作「心之穀」。感覺口渴、煩躁時服用，可以幫助緩解心火過亢的症狀。

【食療功效】既能清心火，又能補心血，行氣補血，尤其適合心血不足的女性食用。
【食　　材】紅豆五十公克、蓮子二十公克、粳米一〇〇公克、冰糖二十公克。
【製作方法】1.將紅豆淘洗乾淨，浸泡四個小時以上。
2.取砂鍋加入水置火上，水沸騰後放入紅豆、蓮子、粳米，以大火煮沸後轉用中火沸煮三十分鐘。
3.加入冰糖，用小火煮五分鐘後即可。
【注意事項】蓮子侵泡時間太久難以煮爛，只能浸泡約十分鐘左右，也可以不泡，水燒開以後，直接加入洗淨的蓮子，煮出來後口感會更綿軟。

預防勝於治療，讓健康和美麗長久

許多公眾人物雖然年歲已大，卻依然保持著逆齡的容顏。其實這都得歸功於懂得養生，找到了最適合自己的養生法，就能延緩衰老或減輕歲月的痕跡。

養生除了要注意前面提到的時間，還要做到「養血、調宮、暢情」。

☀ 養血

女性的生理特性特殊，一生的健康都離不開「血」。女性常有面色蒼白、頭暈目眩、神情倦怠等血虛的症狀，所以養血尤為重要。平時可運用食療，多吃一些養血的食物。例如大棗、紅糖等，千萬別等到月經或生產時才吃。通過食補，可使氣血通暢，皮膚也會越來越紅潤光澤。

☀調宮

月經和孕育胎兒都與子宮和卵巢有關。卵巢是荷爾蒙的分泌器官，如果出現問題會導致體內荷爾蒙失調，影響到女性健康。在更年期時，就是因為內分泌紊亂，才會出現不適的症狀，變得焦躁不安。中醫裡調宮的首要法則是溫經散寒，平時可以飲用一些熱的生薑紅糖水，以起到溫通的作用。

☀暢情

最後要提的一點就是暢情志。許多常見疾病都是由於情志不暢所導致，例如中醫裡有個病名稱為「梅核氣」，這種疾病的患者基本上都是女性，主要由於平時的心思太多，情志憂鬱，導致氣血運行不通暢。因此，時刻保持樂觀的心態，避免過度緊張、焦慮，也是防治疾病的一種方法。

第二章

養氣血，
氣血足的女人氣色好

氣血的盛衰決定身體的強弱，雖然不能改變氣血由盛轉衰的必然規律，但可以通過平時的養護，讓氣血不至於衰退太快。暢通和充盈的氣血也可以避免許多疾病，同時由內而外地滋養身體每處，讓女人保持良好的氣色。

「血氣」和「火」是生命的兩大能量源

氣、血、津液是構成人體的基本物質，是人體正常運轉的基礎，而氣、血又是人體的能量來源。

氣是不斷流動著，具有很強活力的物質；**血**基本上就是血液。從陰陽來看，氣屬於陽，能夠推動、溫煦血液或臟腑精氣；而血則屬於陰，可以濡養、滋潤人體的臟腑、經絡。

氣主要有**元氣**、**宗氣**、**營氣**、**衛氣**四種。元氣是人體中最重要的氣，是維持身體運行的原動力；宗氣能助呼吸、行氣血；營氣能營養和生化血液；衛氣能抵禦外邪。這些都是平常所說的氣。

人體的氣流於全身各臟腑、經絡，以及各個孔竅，時刻推動和激發著人體的各種生理活動；而血液通過血脈運行到周身，營養各臟腑、經絡、四肢百骸。人體就像一個機器，必須要有氣、血這兩個能量源才能運行起來。

血液的運行和滋潤，又決定了氣的推動、防禦等作用的正常運轉，氣同時又能推動血液的運行，氣血兩者之間的關係是密不可分的。

由於職業的關係，老師們平時上課要說很多話，因此很多女老師都有氣血不足的問題。我曾經碰過一個三十多歲的女老師，她不論是冬天、夏天，都很怕冷，手腳始終是冰冷的，平時也沒有食慾，而且容易腹脹。說話時也是有氣無力，面色、眼瞼、指甲都是蒼白的。

說話太多，很容易耗傷肺氣。但是像這位老師的情況，不僅僅是肺氣不足，整個人的氣血也不足。氣血不足，不能溫煦四肢，所以手腳冰冷；脾氣虛，所以沒什麼食慾，吃了點東西就腹脹，氣短懶言。另外她的月經經常推遲，而且量少色淡，這就是因為氣血不足以滋養子宮所致。

這時可服用加減八珍湯，**八珍湯就是四物湯加四君子湯，這兩個方子用得都特別多，合起來用，益氣與養血並重。**八珍湯出自《瑞竹堂經驗方》，又名「八珍散」，以溫開水送服即可，效果雖然不如湯藥快，但是丸藥補起來更加和緩。

方中人參與熟地配伍起來能夠益氣養血；白朮、茯苓兩味藥又可以健脾滲濕，能夠助人參益氣補脾；當歸、白芍一起用可以養血和營，助熟地滋養心肝；川芎活血行氣，又可以使得補而不滯；再加上炙甘草益氣和中，調和諸藥。

《黃帝內經‧天年》中講道：「人生十歲，五臟始定，血氣已通，其氣在下，故好走；二十歲，血氣始盛，肌肉方長，故好趨；三十歲，五臟大定，肌肉堅固，血脈盛滿，故好步；四十歲，五臟六腑十二經絡，皆大盛以平定，腠理始疏，榮華頹落，髮頗斑白，平盛不搖，故好坐；五十歲，肝氣始衰，肝葉始薄，膽汁始減，目始不明；六十歲，心氣始衰，苦憂悲，血氣懈惰，故好臥；七十歲，脾氣虛，皮膚枯；八十歲，肺氣衰，魄離，故言善誤；九十歲，腎氣焦，四臟經脈空虛；百歲，五臟皆虛，神氣皆去，形骸獨居而終矣。」

這段話說的是人一生從生到死氣血的盛衰規律。十歲的時候，血氣就已經通暢了，後來隨著年齡的增長，血氣也逐漸旺盛起來，到了四十歲時，氣血開始走下坡路，直到百歲時，五臟的氣血都虛弱到極致，同時也走到了人生的終點。

氣血與健康是密不可分，氣血的盛衰決定了身體的強弱，雖然不能改變氣血由盛轉衰的必然規律，但可以通過平時的保養使得氣血不至於衰退太快。旺盛的氣血可以避免疾病，也可以延年益壽。

女性三十歲以後就應該在平時注意養護氣血，特別嚴重的氣血不足才需吃中藥治療，平時則可吃一些補氣補血的東西，比如牛肉、羊肉、紅糖、大棗、烏骨雞、桂圓肉等，還可以吃一些健脾的東西，比如山藥、蓮子、胡蘿蔔、薏苡仁等。

養血補陰，才能有好身體、好氣色

現代女性多是工作與家庭兼顧，這些壓力會不斷消耗精力。《黃帝內經》中說道：「婦人之生，有餘於氣，不足於血，以其數脫血也。」是指相對於男性，女性生來就是氣有餘而血不足，加上各種因素對陰血的耗損，就更容易陰血不足。因此，女性在身體調理上更應注重陰血的養護。

陰是指人體的陰血，而陰與血也是可以互相轉化的，血虛時也會出現陰虛的症狀，陰虛也會有血虛的表現。中醫認為女人以血為本，只有血足了，面色才會紅潤，精神也才會飽滿。到了三十歲後氣血逐漸開始衰退，而月經、懷孕、生產、哺乳等也損耗了身體內的陰血。這時如果不注意滋陰養血，又加上勞倦、情志損傷，就很容易出現陰血不足的症狀。

除了面色、皮膚、頭髮等直接的變化，肝經失去血的濡養會引起指甲乾裂、視物模糊、手足麻木。精血同源，血不足又會引起腎精不足，從而導致健忘心悸、失眠多夢、精神恍惚。

建議可食用阿膠，平時可以煮阿膠蛋花湯，取阿膠五～十克，用開水溶化，再加入調勻的雞蛋，煮成蛋花，還可以加入適量蜂蜜或白糖來調味，每週喝兩、三次即可。服用一段時間後，就能明顯感覺到精神跟氣色好轉。

阿膠是由驢皮熬製成的膠，能補血滋陰、潤燥、止血、散熱。**滋陰補血的效果非常好**，是女性常用的滋補品，而且可以防止皮膚老化，促進新陳代謝，增強免疫力。經常服用阿膠，還能夠美容養顏。

陰虛津虧、氣滯血瘀，是百病之源

氣血失調是產生婦科疾病的重要原因之一。婦女以血為用，這是因為婦女的月經、妊娠、分娩、哺乳等生理活動都必須依賴陰血。如果因為身體內的病灶或長期的飲食不節，出現了陰虛津虧、氣滯血瘀，不僅會引起臟腑功能和氣血失調，還會間接或直接影響衝、任二脈和子宮，從而導致各種疾病產生。因為陰與血可以互相轉化，陰虛津虧除了會間接導致血虛，陰虛還會生內熱，從而導致氣血失調。

在女性身上常見的午後潮熱、盜汗、口渴等都是因為水喝的不夠多，而且睡眠也不好，還可能出現月經先期量少、經期延長、漏下不止等病症。這些症狀其實很多時候都是陰虛內熱的外在表現。

中醫常說氣滯血瘀，這表示**氣滯與血瘀之間有因果關係**，氣能行血，如果氣滯，血就不能行，發展到一定程度就會出現血瘀的情況。氣滯是原因，血瘀是結果。

氣滯會造成胸脅脹痛，消化也不好，經常嘆氣，人也容易憂鬱。缺乏氣的支撐，很容易出現血瘀的情況，這就是為什麼中醫總是把氣滯和血瘀聯繫到一起。

血瘀則更為嚴重。女人以血為用，氣機鬱結，瘀阻胞宮，就會導致各種病症，例如痛經，皮膚乾燥粗糙，甚至造成閉經、崩漏等。患上心血管疾病也和血瘀有關，所以大家要格外注意。

醫師經常需要上夜班，特別傷陰血，很多女醫師都有陰虛的症狀，尤其是三十歲之後。我自己在三十多歲的時候就出現了輕微的盜汗，手腳心總是感覺特別熱。那時候不太注意養陰，仗著自己身體好，也不注意休息，結果就出現了陰虛津虧的症狀。

如果因為時間忙碌無法好好調養身體，可適當喝些茶飲。**可用蘆根、麥冬、天冬按一：一：一的比例混合，每次抓一把泡著喝，還可以加一些枸杞子、冰糖調味**，喝一段時間後就可緩解手腳心發熱的症狀。

蘆根清熱養陰、生津止渴；麥冬能養陰潤肺、生津潤腸，主要是生肺、胃之陰；天冬養陰清熱、滋潤肺腎，主要是生肺、腎之陰。三味藥用在一起就能養陰生津，適合在夏季服用。

除此之外，預防勝於治療，平時就要預防陰虛津虧、氣滯血瘀。

主要原則有四點：首先，要控制好自己的情緒。第二，工作要勞逸結合。第三，飲食有節，少吃生冷、辛辣的食物。第四，生活作息要有規律，儘量在晚上十一點之前休息。

防治好陰虛津虧、氣滯血瘀，才能有更健康美麗的身體。

血是氣之根，血足的女性氣才能旺

《難經‧二十二難》說：「氣主煦之，血主濡之。」意思是指氣的主要作用為溫煦，而血的主要作用為濡養。如果將人體比作一株植物，那麼氣就是陽光，而血就是肥料。氣屬於陽，而血屬於陰，氣和血都是身體的能量來源。

氣和血之間的關係，可以用兩句話來概括：**「氣為血之帥」「血為氣之母」**。氣可以統帥血，而血又能生成氣，氣和血是互相依存的。氣能行血、攝血，並參與血的生成。血不能自己流動，必須由氣來推動才可以流動，也正是有氣的作用，才能保證血在血脈裡流動而不跑到外面去。

血為氣之母，意思就是血是氣的載體，並為氣提供充足的營養。氣必須依附於血才能存在體內，如果沒有血作為氣的依附，就會發生氣脫，氣就會散掉。

年過三十歲後，氣血大量消耗，容易出現血虛的症狀。例如調理更年期時，一般都是以疏肝養血為主。有一案例是由於病患身體氣血不足，因生產傷血，氣血極其虛弱，雖然養了大半年，但身體依然沒有恢復，動不動就感冒，稍微一活動就出汗特別多，特別疲乏。

血如果嚴重不足，氣就沒有依附的土壤，彼此互相影響，所以才會動不動就感冒。稍微動一下就耗氣，氣就更不能固攝汗液，汗自然就多，而出汗多對津液又是一種消耗。

雖然在外的表現是氣虛的症狀，但究其原因，還是因為產後傷血，氣隨血耗。這時要以補氣血為治療方針，慢慢地就能恢復。但不建議大家自己抓藥煎湯喝，以下推薦一個補氣血的食療方：**當歸生薑羊肉湯**。

☀當歸生薑羊肉湯

【食　材】當歸十五公克、生薑十公克、羊肉五〇〇公克。

【製作方法】將當歸、生薑裝進紗布袋內，羊肉切好一起放進鍋裡，加水適量。先用大火煮沸，然後用小火燉，至羊肉熟爛為度，然後加入鹽等調味即可。

當歸生薑羊肉湯出自《金匱要略》，主要功效為溫中散寒、補血調經，這是一個非常有名的食療方。主要用於病後體虛、產後血虛、脘腹冷痛、血虛宮冷，以及各種貧血。

羊肉有滋補強壯、填精益血作用；當歸補血活血；生薑則溫中散寒，可以助羊肉補虛，跟當歸一起能調經止痛。但是這個食療方不適合陰虛或有火氣的人。血虛的人經常食用，氣血就會旺盛起來，氣色自然變好。

胖補氣，瘦補血，不胖不瘦靠調理

中醫說「脾胃健，氣血盛，則肌肉豐腴，肢體強勁。」一個人脾胃好，氣血也會旺盛，肌肉就會豐腴，肢體也會強勁，不胖也不瘦，是最健康的狀態，但我們往往因為先天體質或各種其他的原因或胖或瘦。

胖人少氣多濕，瘦人血虛多火。

胖人往往氣虛，主要是因為體內的津液代謝不夠暢通，脾虛運化不利，就會產生痰濕，這就是常說的「脾為生痰之源」。痰濕泛溢肌膚或停滯體內，才致肥胖。體內的痰濕會進一步阻滯氣的運行，影響臟腑功能，又會走進肥胖的惡性循環。脾氣虛弱，水穀精微化生不足，還會使人氣血不足，所以又會出現倦怠乏力，皮膚缺乏光澤等虛像。

瘦人往往血虛，那些怎麼吃都不胖的人，往往陽氣偏盛，陰血偏虛，胃火亢盛，消穀善饑。他們往往陰虛內熱，經常容易上火。陽氣偏盛，灼傷陰津，形體缺乏陰血的滋養就會瘦削，而且往往性格也比較急，還經常會出現牙齦出血、小便發黃、失眠煩躁等症狀。

因此胖補氣，瘦補血，不胖不瘦靠調理。肥胖的人可以多吃一些健脾益氣的食物，比如胡蘿蔔、香菇、山藥等，而且注意儘量不要吃肥甘厚味。體形偏瘦則可以多吃一些滋陰補血的食物，比如龍眼肉、黑芝麻、黑豆、百合、紅糖等食物，且儘量少吃辛辣刺激的食物。不胖不瘦的人，要注意調理脾胃，固護好脾胃，才能有足夠的水穀精微來化生氣血，滋養出好氣色。

節食減肥傷氣血

節食是指只吃限定種類和數量的食物。節食原本是為了健康，但現在漸漸變成減肥的同義詞。現在許多人為了追求「好身材」，將減肥列入終身事業，減肥的方式和祕訣也層出不窮，而節食是不少人的首選。

過度節食往往會損傷氣血，甚至影響到月經。脾胃為後天之本，氣血生化之源。我們吃進去的水穀精微，經由脾胃的運化，可轉化為精氣，從而化生氣血。過度節食則導致精氣生化乏源，氣血生化不足，自然容易損傷氣血。

很多女性為了維持好身材，即使出現了氣血虧虛的症狀仍堅持節食。這樣只會導致出現乏力、胃寒肢冷、頭暈等症狀，長期下來，還會導致抵抗力低下、記憶力下降。長期節食導致的氣虛雖然可以通過食補或藥補的方式得到恢複，但有形之血不能速生，而對脾胃所致的損傷更是需要通過長期調理才能得以改善。

中醫認為，人氣血充足，上榮於頭面耳目，才可以面色紅潤，視物清晰，精力旺盛。氣血虛弱的人往往面色萎黃、皮膚乾澀、口唇色淡、容易頭暈，髮質也會變得枯槁，甚至失眠，此時就已經不是美容護膚品或單純的食療就能夠恢復，而需要借助一些中藥進行調理。

此時，可每天用溫水送服歸脾丸。歸脾丸出自南宋嚴用和的《濟生方》，這個方子至今也常使用，氣血雙補，又可以健脾，對氣血兩虛的人極其對症。方子裡的人參、黃芪、白朮、甘草四味藥能夠起到益氣補脾以達到統血攝血的作用；龍眼肉、酸棗仁、茯苓三味藥可養血補心；又有木香來行氣助運，推動氣血的生成，氣血又能互相轉化，共成氣血雙補之劑。

女性在三十歲之後更應當注意養護氣血，如果有氣血虧虛的症狀可以先食用大棗來保養氣血。

如已經有氣血不足的症狀，但又不是太嚴重，也可以食用藥膳來補益氣血，如**桂圓阿膠紅棗粳米粥**。

取粳米一〇〇公克，桂圓十公克，紅棗十公克，加水適量煮成粥，再將十公克的阿膠融於粥內即可。阿膠能滋陰潤肺、補血，紅棗可補益氣血，桂圓能補益心脾，而粳米又可以固護脾胃，「治諸虛勞損」。除了這些，還可以加枸杞子、山藥等補益之品。

氣血對女性的健康和美麗至關重要，要如何正確減肥才能不耗傷氣血呢？原則就在維持基礎代謝的基礎上，減少入，增加出。不是不能節食，而是不能過度。減肥期間注意飲食平衡，少吃脂肪類食物，多吃粗糧，以素食為主，但一定要攝入蛋白質。

除此之外可以用運動的方式，一般認為跑步或快走四十～六十分鐘才能燃燒脂肪。適當地控制飲食，加之適當地運動，持之以恆，相信就可以擁有健康又苗條的好身材。

除濕邪，氣血調和不虛虧

中醫認為，導致身體不健康的濕邪有外濕和內濕兩種，而對濕邪最為敏感的就是脾，濕邪侵犯脾，脾失健運，是濕邪致病的主要原因。

外濕多因為氣候潮濕、涉水淋雨或居住在潮濕的地方等原因引起。濕氣為長夏主氣，在夏天和秋天交界的時候，陽熱下降，就會導致水氣上升，空氣就會異常潮濕，這也是一年之中濕氣最盛的季節，這個時候也特別容易被濕邪侵犯導致各種疾病。

內濕主要是因為脾氣虛弱，脾虛運化水濕不利，水濕停聚，從而造成濕濁內生，導致一系列疾病。

濕邪是陰邪，具有重著、黏滯的特點，因此如果長時間居住在濕氣重的地方，很容易出現頭重如裹、全身困重、四肢痠軟、大便稀溏不爽、小便混濁短澀、尿少，甚至水腫等症狀。濕邪困脾，脾氣就會虛損。脾胃為後天之本，脾氣虛，自然也會影響到氣血，使人面色晦暗，而女性還可能會出現白帶過多、濕疹等症狀。尤其在夏秋交際時，更應當注意祛濕。

不管是內濕還是外濕，直接致病原因都是脾失健運，因此健脾就可以達到祛濕的效果。可以在平時吃一些健脾的食物，比如薏苡仁、陳皮、山藥、大棗、扁豆等。此外還可以艾灸豐隆穴。豐隆穴位於人體的小腿前外側，外踝尖上八寸，就是肌肉較為鼓起的那個地方，有聯絡脾胃二經各部氣血物質的作用。

也可以用艾灸盒，將艾柱放進去，固定在腿上，一般來說灸十五分鐘左右，皮膚微微發紅即可。艾灸豐隆穴可以健脾除濕，如有痰濕的人也可以灸此穴，每天艾灸可達到祛痰濕的效果。

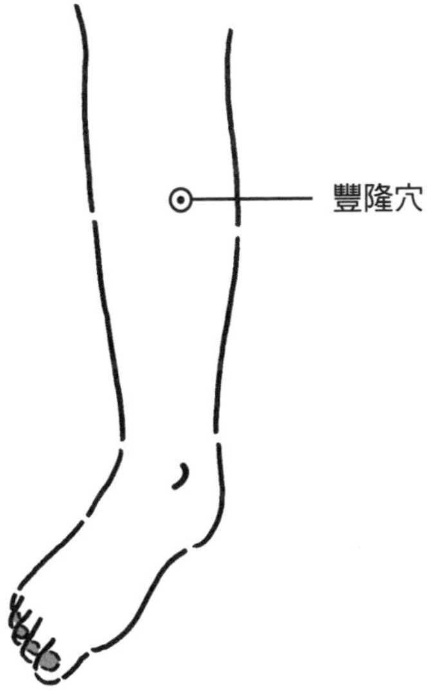

溫暖是養護氣血第一要務

中醫認為，女性屬陰，男性屬陽。李時珍在《本草綱目》中說到：「女子，陰類也，以血為主」。女性在行經期血室大開，如果受寒，寒邪侵襲肌表，就很容易影響衝脈和任脈，從而導致手腳冰冷、痛經、頭痛、月經不調等症狀。

女性也經常會因為氣血不足而導致怕冷。平時手腳冰冷，可能就是因為內在的氣血不足，而怕冷只是表象。氣血不足，就很容易導致寒從內生，使陽氣更加虛損；外寒也會導致氣血凝滯不通。由此可以瞭解到溫暖與養護氣血之間的關係。

對於三十歲以上的女人來說，這是常見的症狀，這大多是因為三十歲之後，氣血開始走下坡路，而平時又不注意保暖所致。有些女性甚至會轉變為宮寒，而宮寒也是導致不孕的一個重要原因。

在月經期間若出現小腹疼痛難忍的症狀，就是一般常說的痛經。此時可採用艾灸的方式來治療，多做幾次，痛經的症狀就會慢慢消失。

艾灸的穴位稱為關元，就在下腹部，臍下三寸處。關元穴是人體保健要穴之一。關元穴是一個能起死回生的重穴，艾灸的效果更佳。可以將艾灸盒放在關元穴上，每次灸十五～二十分鐘即可，以皮膚紅熱為度。艾灸時能感覺到腹內的寒氣漸漸消散，每日一次或隔日一次即可。

關元穴有培元固本、補益下焦之功，凡元氣虧損均可使用。艾灸關元穴具有溫陽補虛的功效，包含一切陽虛症、氣虛症，寒氣所致的氣喘短氣、畏寒怕冷、遺尿、小便頻數、尿閉、泄瀉、腹痛、月經不調、帶下、不食、精冷、虛勞羸瘦等症狀都可以通過艾灸關元穴得到緩解。

如果平時手腳冰冷，也可以通過艾灸關元穴得到改善，一週艾灸兩次即可。

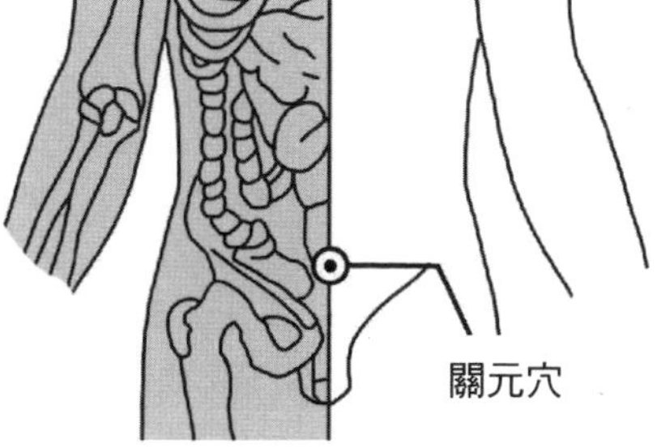

治療婦人病，以補益和散風寒為主。散風寒除了做艾灸、平時注意保暖，月經期間尤其不要吃生冷的東西，儘量少碰涼水；日常也可以吃一些溫陽補虛的食物，如薑糖水、韭菜、荔枝、茴香、羊肉等，都有溫陽補虛的作用。

用桃仁、紅花調理血瘀

有些女性經常發脾氣導致肝鬱氣滯；又或者吃了過多的涼東西，成為「美麗凍人」；又或氣虛日久等，這些都會使得血液運行不暢，從而導致血瘀。

有一案例是經常經痛，月經顏色黯、有血塊，而且乳房脹痛，這就是典型的肝鬱氣滯所致的血瘀。

瘀血形成之後，就會阻滯局部甚至全身的血液運行。中醫講「不通則痛」，女性特別容易出現的就是肝鬱氣滯所致的脅肋疼痛，及瘀阻胞宮所致的痛經。如果瘀阻子宮，除了痛經，還會出現月經不調，月經顏色黯，甚至血塊。如果血瘀，指甲、嘴唇還會出現青紫的現象。

這時候可使用桃仁、紅花，一起服用能效力倍增。

桃仁苦、甘，性平，歸心、肝、大腸經。主要功效為活血祛瘀，潤腸通便、止咳平喘。臨床上常用於閉經、痛經、肺癰（肺部膿瘍）、腸癰（腸部膿瘍）、跌僕損傷（跌倒造成的傷害）、腸燥便祕、咳嗽氣喘。

紅花味辛，性溫，歸心、肝經。主要功效為活血通經、散瘀止痛。臨床上常用於經閉、痛經、惡露不行、胸痹心痛、瘀滯腹痛、胸脅刺痛、跌僕損傷、瘡瘍腫痛。桃仁、紅花一般用於治療血瘀諸症，合用能活血化瘀、通經止痛，這兩味藥都是孕婦禁服，一定要注意。

桃仁紅花粥最適合治療血瘀。先搗爛十五公克桃仁，加入六公克紅花，煎十五分鐘，去渣取汁。然後加入一〇〇公克粳米煮成稀粥，可以加紅糖調味。每週吃三～四次即可。這個粥的功效為活血通經、祛瘀止痛。適用於氣滯血瘀閉經、月經不調及冠心病、心絞痛等。用量不宜過大，平時大便稀薄者不宜服用。

但需要注意的是，不是所有人都可以服用。除了孕婦，月經量大、月經淋漓不斷者也不能吃，如果活血，反而會加重之前的症狀。

調經養血的第一湯——四物湯

「四物湯」是用四種物品熬成的湯，是非常經典的補血、養血藥方，早在唐代就已被廣泛使用，被醫家譽為「婦科第一方」「血證立法」「調理一切血證是其所長」以及「婦女之聖藥」等等。

四物是熟地黃、白芍、當歸以及川芎這四種中藥材。標準配方為熟地黃十二公克，當歸十公克，白芍十二公克，川芎八公克。實際服用時，醫師會根據各人的體質而增減。

假如是血熱的人，要減少川芎的用量；虛寒體質的女性可以用熟地，但熱性體質則要用生地；假如是既需要補又需要清熱的女性，可以生地、熟地各半。

女性由於有月經，特別容易血虛，也就是一般常說的貧血。其次，十女九寒，女性本來就屬陰，體質往往偏寒，容易血瘀，血液流通不暢。血虛會引起血瘀，血瘀也會導致血虛，這兩者互為因果，它們又往往會導致女性月經不調。

接著來看四物湯的功效：熟地能夠補血填精，白芍可以滋陰養血，當歸能補血活血，川芎可活血行氣，這些藥材各自都能補血活血調經，放在一起又能增強藥效。熟地、白芍性較陰柔，而當歸、川芎性辛香，動靜相宜，既能補血又不滯血，可以活血卻不傷血，很適合女性用來調經養血。除了配方非常合理，四物湯還很靈活，可以根據實際需要適當增加或者減少劑量。比如適當增加熟地、當歸的量，略減川芎的量就是很好的補血方；假如少用當歸、川芎或不用，則可以幫助孕婦保胎；假如多用當歸、川芎，白芍減量，則能改善月經量少、血瘀症型閉經等症狀。此外，在四物湯的基礎上，還出現了很多衍生藥方，比如加上桃仁、紅花變成桃紅四物湯，不僅能補血養血，還能活血化瘀，是女性的養顏良方。氣虛的女性，可以加上人參、黃芪等等。

有貧血症狀的女性也適合飲用四物湯。一定要在每次經期喝，連續喝四、五次即可，但是經期延長、淋漓不斷則不宜在經期時喝。

一般來說，如沒有特別需要，按照標準配方熬制即可。只要把藥材洗乾淨放到砂鍋裡慢熬二十～三十分鐘，然後倒出汁。重複一～二次，把所有汁混在一起即可。

方便一點的作法為先將洗淨的藥材放到保溫杯裡，加上開水焖上十多分鐘即成。月經期間加點紅棗、枸杞子，或者煮好後加上蜂蜜，能幫助活血化瘀、排除血塊，還能減輕疼痛感，改善血虛狀況，使手腳不易冰冷。

四物湯的藥性以「補」為主，所以具有溫燥性質，熱性體質的人喝四物湯容易上火、長痘痘，這時可以加上黃芩和黃連，變成芩連四物湯，能夠上涼下補，效果更好。

四物湯有助於氣血順暢，經常喝還能讓臉色紅潤、皮膚光滑。但並不是所有女性都需要經常喝四物湯，比如月經正常、氣血充足的女性就不需要每個月喝。四物湯平時也可以服用，不過感冒、發燒的時候不宜服用，服用其他中藥時也不能喝。最佳的服用時間是生理期的時候，在飯前三十分鐘飲用，才能達到最佳效果。

藥補不如食補，用食物補氣養血

現代人生活繁忙，大多會選擇高效的藥物來治療疾病，因而造成現在臨床上的藥物濫用，例如抗生素等等。同時，西藥也容易產生藥物的不良反應。

一般人認為，中藥的不良反應比西藥還少，這是不正確的。相對西藥，中藥的毒副作用會小一些，但是中醫製劑也有不良反應，也會出現臨床症狀。在中醫的傳統治療方法裡，最推薦的就是食療。它不僅在傳統醫療裡有舉足輕重的地位，而且是大家都能使用的治療保健法。特別是在進補方面，有些時候，藥物的作用並不如飲食來得快速、有效。

為什麼會說藥補不如食補？首先，飲食和藥物一樣，也具有很好的療效及保健功效。兩千多年前的《黃帝內經》中提出「上醫治未病」的觀點，意思是真正高明的醫生，會幫助病人治療還沒有發生的疾病。這句話可以理解為中醫養生提倡日常保健。其中，飲食保健的療效是其他任何治療方式都無法比擬的。

特別要提出的是食補對女性的好處。女性每個月會有一次生理週期，與血的關係密切，很容易造成血虛，體質虛弱則正氣不足，就容易外邪侵襲而致病。

有些女性朋友一到生理期的時候就出現頭暈目眩、四肢乏力的症狀。只要症狀不是太嚴重，就不需服用任何藥物，一般可以飲食療法來進補。

其中烏骨雞湯正適合補充月經期間身體丟失的血分。

烏雞本身就含有多種人體必需的胺基酸，在中醫中一直被稱為「藥雞」，富含黑色素，配上各種中藥食材熬成湯汁，具有很高的藥用價值。它對於產後恢復、虛損勞累、體質瘦弱的女性患者有很好的療效，有滋陰、補腎、養血、補虛等作用，具有調節人體免疫功能和抗衰老的功效。

料理烏骨雞湯有幾個小竅門。清理烏骨雞時，除了和清理普通食用雞一樣的方法之外，還要用刀背敲碎烏骨雞的骨頭，且最好不要切成塊狀，燉整隻雞更容易保留營養價值。

放在鍋中燉煮時，可用紗布包一些枸杞子、黨參、白朮等補中益氣的中草藥，放進雞的肚子裡。燉湯的時候水剛好沒過雞身即可，蓋上鍋蓋，小火慢燉三個小時即可食用，出鍋之前放入食鹽等調味品。

每個月喝上一、兩次，養血補氣，就能逐漸消除經期不適。

紅糖、紅棗都是很好的補血劑

在中醫的觀念裡，紅色食物養心。其實很多紅色的食物也能養血，是名副其實的補血劑。比如生活中經常見到的紅糖、紅棗等，這些都是常用的補血食物。

紅糖在很早以前就被古人當作補血養血之品，在醫學古籍中對此就有記載：「溫而補之，溫而通之，溫而散之」，說的就是紅糖的溫補作用。紅糖中含有大量的葡萄糖，進入體內後，葡萄糖會迅速分解，被身體細胞利用，除了能夠快速補充體力，還能產生熱量，這就是喝完紅糖水之後身體變暖的原因。

西方營養學研究發現，紅棗中富有維生素C和葉酸。葉酸是合成血紅蛋白的主要原料，維生C有助於鐵元素的吸收和利用，也有助於紅血球的再生。

中醫則認為紅棗有健脾和胃、補益氣血的作用，在許多養生的煲湯食譜中，經常都有加入紅棗，深受大眾的青睞。

食用紅棗時，建議不要生吃，特別是消化不好的女性。因為生食紅棗不易消化，容易引起腹脹，最好還是蒸著吃或煮水喝。

如有血虛或腎陽虛，且經常手腳冰涼的人，可飲用**七棗湯**。

☀七棗湯

【食　材】紅棗七顆，開水五〇〇毫升。

【製作方法】將七顆紅棗洗淨，每顆紅棗用小刀切口，每顆紅棗不少於七刀。將紅棗放入鍋中，倒入沸水五〇〇毫升，蓋好蓋子燜八個小時以上，或者燜一晚，第二天一早，大火煮開，再小火慢燉三十分鐘即可。連湯帶棗一同溫服。如果血虛很嚴重，還可以加一點紅糖。

在《本草再新》中記載紅棗：「補中益氣，滋腎暖胃」；《日華子本草》記載紅棗：「潤心肺，補五臟」。七棗湯能將大棗的功效充分發揮，達到和陰陽、調營衛、生津液的作用，非常適合腎陽匱乏、肝氣不舒、氣色不佳的女性飲用，而且也能保護胃氣。

不過需要注意的是，如果本身沒有血虛，還容易上火的人，就不太適合吃七棗湯，否則可能會加重上火的情況。

如何判斷氣血「兩虛」

氣血之間的關係：「血為氣之母，氣為血之帥」。意思是指血是氣的載體，並給氣提供充分的營養，血虛則氣虛；氣是血的統帥，血液的化生、在脈中運行都依靠氣的作用。氣血兩者的關係如此密切，一損俱損，特別是女性很容易出現氣血兩虛的情況。

在這裡教大家幾個鑒別氣血兩虛的方法。中醫講究「望、聞、問、切」，後三項需要臨床經驗的經驗，望診最直觀，也最好掌握。

☀望皮膚

氣血兩虛首先表現在皮膚的色澤上。正常的面色應該白裡透紅，富有光澤和彈性，反觀氣血虧虛的患者面色肯定是蒼白的，因為氣血不能上榮於面，特別是嘴唇周圍，唇色黯淡無光，可根據唇色的變化判斷患者是否貧血。

☀望眼睛

眼睛是心靈的視窗，心主血脈，眼睛的顏色也反映了血脈的充盈與否。俗話說：「人老珠黃」，指的就是氣血不足的時候，眼睛的顏色就變得渾濁發黃。中醫認為，熬夜特別傷血耗氣，熬夜後，眼睛容易乾澀，眼袋沉重，這都代表氣血不足。

☀望頭髮

「髮為血之餘」，這表示頭髮能反映氣血是否充足。正常的髮質應該烏黑柔順，濃密亮澤；如果頭髮枯槁泛黃、開叉，抑或出現「少年白」的情況，都反映身體氣血不足。

☀望耳朵

耳朵是人體的「資訊胚」，和五臟六腑相對應，氣血充盈影響著臟腑的功能，所以耳朵也間接反映了氣血的情況。耳朵紅潤，耳垂肥厚柔軟，摸著微微發熱，說明氣血充足；如果出現耳朵乾澀，耳垂僵硬，撫摸冰涼，則身體氣血不足。

以上這四點是常見判斷氣血兩虛的方法，照鏡子就能自行判斷。如果有氣血兩虛的情況，但不是很嚴重，推薦大家可用食療來調理。

酸棗仁紅豆桂圓湯是專門補氣血的湯品，融合了紅棗和桂圓的精華，適合女性飲用，對於需要補血補氣的老人也有食療的效果，是家中可以常備的一款湯。

☀酸棗仁紅豆桂圓湯

【食　　材】紅豆八十公克、桂圓十顆、花生三十公克、核桃十顆、酸棗十顆、冰糖及紅糖適量。

【製作方法】紅豆洗淨，浸泡四小時。桂圓、酸棗、核桃、花生洗淨備用。鍋中加適量清水，放入紅豆、酸棗、花生，大火燒開後放入桂圓、核桃，再次煮開，加冰糖、紅糖，小火煮一小時，出鍋即可享用。

酸棗具有安神養心的功效，若睡眠品質不佳，可食用酸棗湯調理。紅豆、桂圓、酸棗既有補血養神的功能，還可加速身體新陳代謝。紅豆和酸棗膳食纖維含量豐富，有降脂排水的功效，適合身體虛弱、貧血和有便祕問題的人食用。

打通經絡，氣血暢通

女子養生要依靠氣血，要如何才能讓氣血旺盛呢？除了食療藥膳，還需要讓身體經絡保持暢通。古語說：「戶樞不蠹，流水不腐。」氣血在體內運行通暢，女人才能越來越美麗。氣血的運行和人體經絡密切相關，中醫講「氣」「精」「經絡」「穴位」，這些都是比較難懂的東西，有患者問過我一個問題：「常聽到打通經脈這種說法，說的和武俠小說中描述的一樣，到底有沒有效？」

首先，中醫講疾病產生的原因比較常見的有兩種，一種是外邪侵襲，另一種就是正氣衰微。通過變換傳統的治療手法，可以達到開闔補瀉的治療作用，加快人體的氣血運行，調動人體的正氣，則「正氣存內，邪不外干」。

現代有人會用儀器在臉上按摩，其實就是從中醫推拿學中演變而來的。在很早以前，宮廷的女子就用此法來永駐青春。

從西方醫學角度來看，這些傳統的治療方式主要是通過刺激末梢神經，促進血液、淋巴循環及組織間的代謝過程，以協調各組織、器官間的功能，提高身體的新陳代謝。

有個方法不需按摩器也可疏通經脈，那就是中醫「八段錦」中的第一式——「兩手托天理三焦」。

先筆直站立，微微地靠在牆上，雙手五指相互交叉，掌心朝上慢慢托起，腰背部順著牆壁向上拔伸，抬頭挺胸，腳尖也隨著微微踮起。每天晨起的時候做一次，可以疏通全身的氣血經絡，促使全身上下的氣機通暢，血液布散，從而周身都得到元氣和津液的滋養。

三陰交，女性補益陰血的保健要穴

女性到了四、五十歲停經前後，會因為卵巢功能減退和雌性荷爾蒙減少而迎來更年期，出現煩躁易怒、出汗多、心慌、發熱等症狀。

剛停經時，體內荷爾蒙分泌調節失常，容易出現燥熱的現象。由於燥熱在心中積蓄，陽氣格外的亢奮，陰氣都被壓抑得喘不過氣來，內心自然就煩躁不安。

這種疾病既非器質上的病變，也非功能上的病變，在臨床上很少用藥物治療，西醫一般採用心理開導療法居多。而中醫在這方面很有優勢，這時候最適合用推拿按摩療法。

在臨床上有個穴位和足三里並駕齊驅，享有「保健雙穴」的美稱，那就是三陰交。三陰交位於小腿內側，足內踝尖上三寸（約十公分）處，脛骨內側緣後方。

三陰交作為十總穴之一，又稱「婦科三陰交」，既可以健脾益血，又可以調肝補腎。陽輔外出則煩躁不安，陰居於內則神情內守，三陰通調滋陰潤燥，可安神定志，幫助睡眠，對於女性更年期出現的各種症狀有很好的療效。

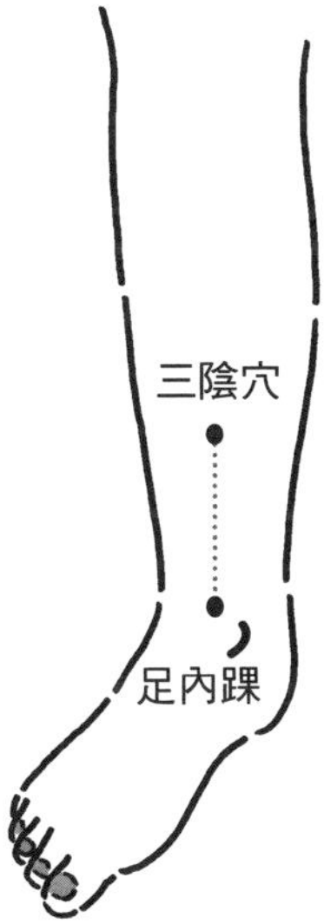

可先輕柔拍打使身心放鬆，等肌肉不再緊繃、處於鬆弛狀態時，就加上其他力度較重的推拿手法。用大拇指的指尖對準三陰交穴，垂直用力，重重向下按揉，充分刺激到達肌肉組織的深層。

這時小腿會突然抽動，會有一股酸、痲、脹、痛、熱的感覺從下肢向上走竄，持續二十多秒後慢慢鬆開，再用拇指的指腹輕揉三陰交穴的周圍局部，如此反復操作，左右手交替進行，每次每側穴按壓五分鐘左右。

每天按摩兩次，可坐在椅子上，用長柄的按摩錘擊三陰交，可以免去彎腰的緊迫感和勞累，每次錘兩百下左右，最好睡前進行，因為熟睡時是人體陰氣運行最旺盛的時候。

祛寒保暖，雙手震顫關元穴

女性會比男性怕冷其實和女性的生理特點有關，女子屬陰，男子屬陽，男子有腎陽的保護，對於寒邪有天生的抵抗力，而女子就不同，寒氣同屬陰，很容易對女性造成傷害。特別是氣血本身就有所虛虧的女性，更是會出現手腳冰涼和畏寒怕冷的情況。

關元穴屬於任脈上的腧穴，它貴為先天之氣海，是養生吐納、吸氣凝神的地方，古人稱為人身元陰元陽交關之處，老子稱之為「玄之又玄，眾妙之門」。作為臨床上常用的強壯要穴，關元穴具有培元固本、補益下焦之功，對於元氣虛衰導致的寒氣凝結有明顯的療效。

對於因寒凝氣滯導致的血行不暢，從而導致月經延遲的情況，可以透過按摩關元穴來驅寒保暖。

先將兩手相互摩擦生熱，微熱時，將手掌心放在關元穴的位置，雙手疊放，稍加壓力，然後交叉之手快速、小幅度地上下推動。按揉時力度要適中，以局部出現痠脹感為佳。每天空閒沒事的時候就做一次，每次不超過十五分鐘。

關元穴位於臍下三寸處，在肚臍下四指處取穴。

睡前「小運動」，培補後天氣血

提到捏脊，很多父母都知道捏脊可以幫孩子增強免疫力，不容易生病。不只是小孩，大人也可以捏脊。腹為陰，背為陽，人體的脊背有一條重要的經絡，在人體後背的正中間，稱為督脈。又因為人體的後背本身是主陽的，它在人體脊背的正中，因此可稱督脈為陽中之陽。

在背部脊柱兩旁進行推拿按摩，可以調動身體陽氣、起到調和陰陽、增強免疫力的功效。在《肘後備急方》中，對捏脊療法有具體記載：「拈起其脊骨皮，深取痛引之，從龜尾至頂乃止，未愈更為之」。

捏脊有補脾健胃、消食化氣的作用。捏拿脊背，可以振奮督脈的陽氣，推動全身氣血的運行，調整全身的陰陽之氣，從而達到治療的目的，所以捏脊可以培補後天氣血。

捏脊具體做法是：首先俯臥在沙發或床上，讓施術者從尾椎（相當於長強穴）開始，用雙手食指（示指）的前兩節平放在脊柱的兩側，先輕輕向上推動一點，脊柱兩側的肌膚會因摩擦力牽扯起來，用大拇指捏住，然後左右手交替進行，按照推、捏、撚、放、提的先後順

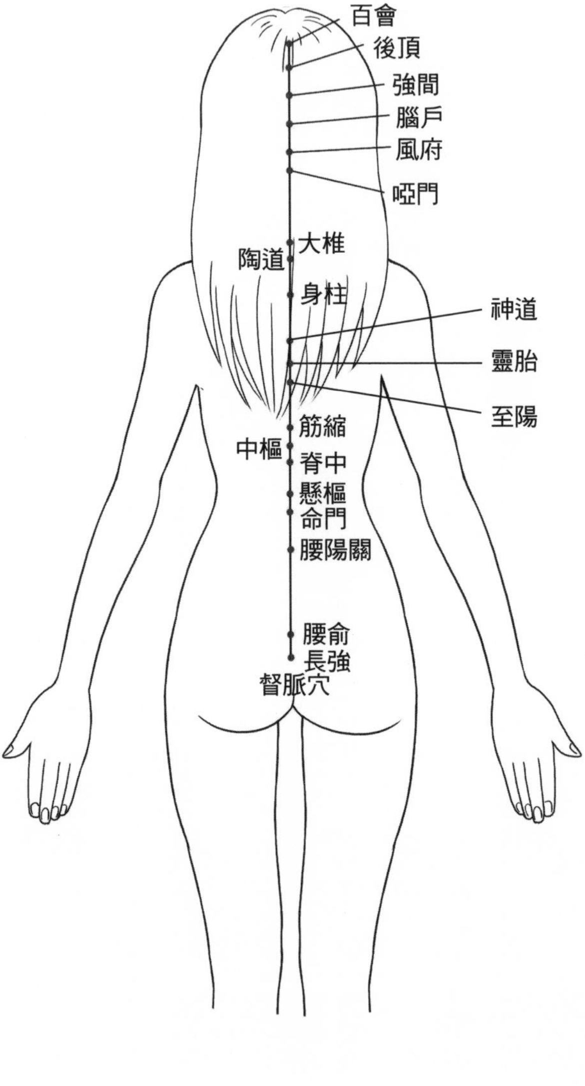
百會
後頂
強間
腦戶
風府
啞門
大椎
陶道
身柱
神道
靈胎
至陽
筋縮
中樞
脊中
懸樞
命門
腰陽關
腰俞
長強
督脈穴

序，自下而上拿捏，從尾椎下的長強穴向前捏拿至脊背上端的大椎穴（低頭時頸椎處有一塊凸起較高的骨頭，稱為第七頸椎。第七頸椎下有一個凹陷，凹陷處就是大椎穴）。

從尾椎拿捏到大椎算是捏一遍，捏脊時，可根據自己的承受能力多次循環進行。

捏脊的時候，中醫講究捏三提一來增強療效，捏三提一就是在左右手交替提捏時，每三下就雙手同時用力，提捏肌膚垂直向上運動，手法要快，操作熟練後會聽見脊柱關節出現清脆的嘎嘣一聲。這樣最大幅度地提升身體捏脊的效果，更好地培補後天氣血。

捏脊結束之後，可以喝一杯氣血養顏茶，因為捏脊是通過調動人體的陽氣來培補氣血，完成捏脊之後，人體的陽氣充分被利用，此時對於外在的進補吸收最佳。

準備黨參五公克，棗仁、玫瑰花各八公克，冰糖適量。然後將黨參、棗仁、玫瑰花用開水沖泡十分鐘之後，加入少許冰糖即可飲用。

黨參可以補充元氣，棗仁、玫瑰花養血調血。所以氣血養顏茶特別適用於氣血虧虛、身體失養的人群。

經期後服八珍湯補氣血

經、帶、胎、產，關乎女性一生的健康，其中月經排在首位。女性以血為本，月經期間會流失一部分血液，中醫認為，血與氣之間關係密切，兩者相互依存，相互影響，凡傷於血者，必損其氣。

真氣、正氣是人體自身調節功能的基本，所以當月經異常，反映到身體上往往是十分嚴重的症狀，例如痛經、貧血、乏力、虛脫。

女性調理月經應當「從血論治」，在經後需要補充營養和補血。針對女性月經後調補的方子有千百種，其中八珍湯是古代宮廷貴族女性常用的方子，隨著生活條件的富裕，逐漸成為平常百姓女子經後食用的良品。

八珍湯在中藥方劑裡被譽為「氣血雙補」的代表方，其實它是由兩個方子組合而成，補氣的四君子湯和補血調血的四物湯，具體是由人參、茯苓、白朮、甘草、當歸、白芍、川芎、熟地黃等八味藥組成，這就是中醫方劑中典型的「一加一大於二」的配伍方式，調和脾胃，有生化氣血之功用。

如覺得中藥的味道非常苦澀，難以下嚥，可以嘗試「八珍烏骨雞湯」。

從八珍湯的藥物組成就可以看出，大部分藥物都是藥食同源。例如白朮、甘草、當歸、白芍等藥物味甘，可以給湯汁增添甘甜的滋味，不會出現難以入口的情況，而且中藥的藥味會進一步掩蓋烏骨雞本身的土腥味，使湯汁醇厚甜美。

為什麼八珍湯熬成中藥湯劑時難以入喉，放到烏骨雞湯裡就不一樣呢？這和後文要介紹的藥物用量和配比有關。像之前介紹的白朮、甘草、當歸、白芍可以各用十公克，或稍微多一些；而補氣之首藥——人參（現在一般用黨參代替），可以根據自身氣虛乏力的情況進行增減；熟地黃、川芎等藥物相對苦澀，可以少用，減少中藥帶來的異味。

☀八珍烏骨雞湯

【食　材】白朮、甘草、當歸、白芍各十公克，人參五片，茯苓、熟地黃、川芎各五公克，生薑、大棗少許，烏骨雞一隻。

【製作方法】將烏骨雞切成小塊狀放在清水中浸泡三十分鐘左右以去除血水，同時將中藥材放入清水中浸泡三十分鐘，清洗乾淨後用紗布包好備用。鍋中放入充足的冷水，接著放入烏骨雞，待水燒開之後焯一遍，雞肉稍微變色即撈出瀝乾，撇去血沫。將烏骨雞及之前備好的中藥材包放入砂鍋中，加入適量的開水，少量食鹽，蓋上鍋蓋，小火燉煮兩小時左右開鍋，去除中藥材包即可食用。

第三章

脾胃好的女人病不找

中醫歷來都十分重視脾胃，認為它是後天之本，是強壯身體、治療疾病的重要環節。如果脾胃不好，就會提前衰老、百病叢生。皮膚和頭髮發黃、身材走樣、精神萎靡，其實都是因為脾虛所致。

脾胃是水穀生化之源，後天之本

許多人隨著年齡的增長，食量越來越小且容易有飽腹感。多數人誤以為是因為脾胃容量或是胃口變刁鑽，但其實是隨著年齡的增長，脾胃的消化功能逐漸衰退。

脾胃被比喻為「水穀生化之源」，共同承擔著人一生的食物消化重任，從而滋養全身，故稱脾胃為「後天之本」。平時，食物在口腔裡被充分咀嚼，形成食流經過食道到達脾胃部。

在脾胃裡，由脾胃酸、消化酶（脾胃蛋白酶）、黏液（主要保護脾胃黏膜不受到上兩種物質的侵害）組成的消化液對食物進行腐熟*，再加上脾胃的蠕動對食物進行攪拌混合，將大塊食物研磨成小塊（物理消化），並將食物中的大分子降解成較小的分子（化學消化），以便於進一步被吸收。

隨著年齡的增長，脾胃的功能逐漸衰退，食量越來越小，而人體需要的營養物質卻沒有變少，在攝入不足而需求不變的狀態下，人體機能呈現出衰退的現象。所以，如何保養好脾胃，也是養生的關鍵所在。

保養脾胃要謹記「善治不如善養」。

保養脾胃一定要做到飲食規律。人體包含腸胃在內都是有生理時鐘的。三餐要儘量定時，腸胃才會舒服。在臨床上，很多人患了老胃病的一個原因就在於三餐不規律。一方面，有人一忙可能就忘記吃早餐，或是隨便吃午餐、晚餐；另一方面，還有人餓了就吃，不餓就不吃，其實這也傷害脾胃。

另外要特別提醒兩點：一是早起要喝杯溫開水，另一個是要注重胃部的保暖。早起刷過牙，喝杯溫開水，可以濕潤口腔、食道、脾胃黏膜，沖刷附著於黏膜的黏液和膽汁，促進脾胃腸蠕動，為進餐做好準備。但不宜喝過多，約一〇〇毫升即可，以免沖淡脾胃酸，影響消化。不宜喝涼水，以免對脾胃部造成刺激。還可以練習叩齒一百下，或張嘴、

*註：有機物質經微生物發酵分解後，形成腐植質的過程，稱為「腐熟」。

舌尖抵住前齶（上牙堂前部），有助於唾液分泌，而唾液中含有的澱粉酶可助消化。

其次是保暖，當脾胃部出現不適的症狀，就用熱水袋放在腹部，用手按順時針方向撫摸脾胃部，就會緩解脾胃痛、脾胃脹、胃食道逆流等症狀。

脾胃是「後天生化之源」，只有養好脾胃，才能延緩生命的衰老。

懷胎生子與脾胃密切相關

一般認為，女性懷孕生子和生殖系統有關，卻沒聽說過和脾胃有關聯。

脾胃的主要功能是運化水穀精微，後天的營養物質要通過脾胃才能被身體利用，提供足夠的能量來孕育胎兒。因此，胎兒的健康發育和成長自然也離不開母體的脾胃。

當脾胃功能低下，母體的營養跟不上，就會影響胎兒的發育，嚴重時甚至出現胎兒停止發育而流產的情況。水液的運行也依靠脾胃的作用，若脾胃失常，很容易導致羊水過多或過少，羊水是胎兒成長的培養基，會影響胎兒的發育。

另外，脾主肌肉，肌肉的收縮作用、韌帶的懸掛作用都和脾氣密切相關。胎兒在子宮內發育成長，給子宮和腹部造成的重力作用越來越大，若孕婦脾胃虛弱，脾氣不足，就很難維繫胎兒的重量；若子宮下墜嚴重，就很容易出現出血、腹痛的症狀。所以大月分的流產大多數和脾胃的功能虛弱有關係。

我曾經看診過一位流產過三次的患者，她被診斷為習慣性流產。第四次懷孕時，在第三個月又出現了症狀，早起怕冷，下腹部墜脹感強烈，且陰道有少量出血。除了上述的這些症狀，她還有強烈的孕吐反應，噁心、嘔吐的症狀較重。她脾胃虛寒，波及腎陽導致流產。受孕主要是依靠先天腎氣的充足，而胎兒在子宮內的發育成長，則需要後天水穀精微滋養的輔助。所以在臨床上有「小月分流產責之腎虛，大月分流產責之脾虛」的說法。

這位患者基本上都是懷孕三個月後才出現問題，其實是和脾胃虛弱密切相關。懷孕三個月時，胎兒生長迅速，但是母體本身產生的養分根本無法提供胎兒充足的養分，於是就出現了胚胎停止發育的現象。

我以「補脾健胃、安胎止血」為法，用中藥調理了一段時間，中途根據症狀略微調整方子。經過調理後，這位患者不僅胃口變好，胎兒發育得越來越健康，停藥後過了大半年，她就順利生下健康的寶寶。

中醫就是如此奇妙無窮，孕育胎兒本身應該屬於婦科問題，居然還和內科密切相關。其實這就是中醫三大治療原則之一，也是辨證論治所強調的：只要找到了疾病的根基所在，藥到就能病除。

脾虛的女性老得快

前面講了許多關於脾虛女性老得快的話題，這章就要探討脾虛的症狀。

首先，最容易的辨別方法就是看面色。女性三十五歲時陽明脈開始衰敗，會出現「五七陽明脈衰，面始焦，髮始墮」的現象。這句話中的陽明脈說的就是脾胃之經，脾胃虛衰首先就表現在頭面部。

「脾主土，在色為黃」，脾虛最明顯的表現就是臉色呈萎黃色，並伴隨頭髮枯槁泛黃。要想改變面部和頭髮萎黃枯槁，可以從飲食入手，而黑芝麻就是易取得又有效的食材。黑芝麻中富含油脂，被人體吸收之後有濡養皮膚的作用。中醫認為黑芝麻具有烏髮的功效，經常被用來改善髮質，這主要是和它具有健脾補腎的功效有關。

脾虛的女性還有一個顯著的特點，就是肌肉鬆弛。主要是因為「脾主肌肉」這一點所致，從中醫的理解來講，脾其中一個主要功能就是保持身體肌肉和筋脈張弛有力。

正常、健康的女性身材看起來應該是飽滿挺直的，而脾虛時，給人的感覺則是鬆垮的，特別是臉部、腹部、臀部這些地方。如果身體出現鬆弛的感覺，就要注意脾氣是否已經虛損。

從西醫的角度來看，肌肉是肌纖維組成的，而肌纖維大部分是蛋白質，所以在肌肉出現鬆弛時，補充蛋白質非常重要。中醫認為「以形補形」，適當地吃一些補脾健胃的肉食，不但可以補充足夠的蛋白質，還能提升身體的抵抗力，例如牛肉、蛋白等等。

再則判斷脾虛的症狀就是「少氣懶言」，脾氣旺盛的時候，思維敏捷，說話的語速通常也要快一些，辦起事情來雷厲風行。

有些人在工作的時候總是「慢吞吞」，也不愛說話，其實並不是能力問題，而是身體出現了毛病。脾的另外一項重要功能就是「升清降濁」，頭部位於人體的最上部，要保持大腦的清醒狀態就需要充足的血液供養，脾氣在這時候就扮演重要的作用，通過升血、泵血的功效確保大腦的血液所需。還有些女性朋友在吃完飯後容易疲倦，這就是因為身體的血液大部分都供給胃腸道進行消化，脾氣完全用到消化功能上，沒有其他餘力進行「升清降濁」，所以飯後容易出現疲累、嗜睡的現象。想通過飲食來改善「少氣懶言」的症狀，要注意時機，僅僅選對了食物卻沒有選對時機，不但沒有功效，還會弄巧成拙。脾氣虛的人可以選用茯苓、白朮、黨參、枸杞子等中藥材泡水喝，最好是在空腹的時候飲用，勿在飯後服用。有些人習慣在吃完飯後泡一杯茶喝，但這會進一步加重脾胃的負擔，起到相反的效果。

最後要說的就是脾氣虛時在神志方面的表現，俗話說「憂思傷脾」。有個很典型的例子，就是《紅樓夢》中的林黛玉，她就是典型的脾氣虛衰的「患者」。

正如《景岳全書》中所說的，「思本乎心，經日心怵惕思慮則傷神」。脾氣虛衰的女性經常鬱鬱寡歡。

這可能是長期脾氣虛衰所導致，從而影響神志。治療這樣的病症，最主要的方法是以開導心情為主，如果要選用一些補脾的食物，最好是一些顏色鮮豔、味道刺激的瓜果，療效甚佳，例如酸檸檬、火龍果等。

內傷脾胃，百病由生，肥胖女性多脾虛

「內傷脾胃，百病由生」，其實是金元四大家之一李東垣在《脾胃論》中提出來的觀點。「脾全借胃土平和，則有所受而生榮，周身四肢皆旺，十二神守職，皮毛固密，筋骨柔和，九竅通利，外邪不能侮也」，這句話的意思就是脾胃為後天之本，氣血生化之源，脾胃內傷，則氣血化生不足，氣虛血虧則不能維持身體正常的生理活動，不能禦邪於外。

說到脾胃，不得不提「病從口入」這句話。現代人飲食習慣不佳，在以前因為經濟條件有限，經常吃不飽，然而現在物質水準提高了許多，但又出現了暴飲暴食的情況。例如口味偏重，嗜食肥甘厚膩、辛辣之品。有些女性雖然嘴上說著要減肥，但是從來不控制自己的飲食，四川火鍋、麻辣燙、西式速食等重口味的食物不停入喉，久而久之脾胃不堪重負，就會出現虛弱的症狀。

為什麼會說肥胖的女性多脾虛呢？一方面是因為飲食習慣導致脾胃損傷，另一方面是因為「肥人多痰濕，濕困脾土」。中醫認為脾喜燥惡濕，這和脾的主要生理功能——「運化水濕」密切相關。脾屬陰，胃屬陽，痰濕之邪最易耗傷脾陽，所以肥胖的女性多脾虛。痰濕肥胖且脾虛的明顯的症狀就是嗜睡，嚴重者在睡覺的時候會出現「流口水」的症狀。

有位患者的體型肥胖，特別是腰腹部。但她來看診並不是因為肥胖，她說已經結婚生完孩子，所以平時就不節制飲食。

她這次來看病是因為經常覺得疲乏，渾身上下沒力氣，睡不醒，並且醒來之後，發現枕巾濕了一片，兩、三天就得換洗一次。這就是典型的肥胖型脾虛症狀。

其實肥胖是很多疾病的誘因，生完孩子或上了歲數的女性朋友千萬不要有這種「無所謂」的想法。

我開給她一些行氣補脾的藥物，並制訂了詳細的飲食方案，其實只要控制住飲食，再加上適量的運動，配合藥物的治療，這些脾虛的症狀就會消失。

經過一年多的調理，這位患者不但睡覺流口水的症狀消失了，體型也變好，感覺年輕了好幾歲。

其實脾虛型肥胖也可以理解為「虛胖」，這樣的人渾身沒力氣，不像那些真正「實胖」的人有精神。肥胖本身雖然不是病，但卻是誘發心腦血管疾病、代謝疾病，甚至是癌症的根源之一。

心情不好沒胃口，多因憂思傷脾

中醫裡所說的五臟「肝、心、脾、肺、腎」，和五情「怒、喜、憂（思）、悲、恐（驚）」一一對應。很多時候我會和患者解釋說是情緒（志）致病，只要保持心情舒暢，很多身體上的症狀自然而然就會消失。

憂思對身體最直接的傷害就是耗傷脾胃，讓人的食慾下降，進食量減少必然導致身體營養不足，進一步導致脾胃虛弱，久而久之就形成惡性循環。

有個同事二十歲出頭，因為工作關係需要經常值夜班。她總感覺胃脘部有個東西堵著，特別不舒服，打個飽嗝或嘆一口氣才緩解一些。

因為這樣，她每天只吃熱稀飯，不吃任何刺激性食物，飯量也變少。

做了胃鏡，結果顯示出沒有問題，判斷是功能性的障礙，醫師只給她開了一些中成藥。

過幾天後，她整個人的感覺都不一樣，很有活力，食量也變多了。

從同事的經歷可以看出，有些時候只是情緒的變化導致的不適症狀，其實並沒有什麼實質性的問題，所以只要保持積極快樂的心情，就能健康生活。

鼻頭長痘，表示身體上火

上火在中醫裡大部分都是指「胃火旺盛」，胃火旺盛其實是中醫裡說的一種證候，會有許多症狀表現在身體上。

女性在養生時要特別注意胃火旺盛，因為其中的一個典型症狀就是鼻頭長痘，這裡說的「痘」，並不是青春痘，而是比較輕微的癰毒。一開始是出現紅疙瘩（小紅點），然後範圍隨著炎症發展慢慢變大，稍微凸起皮膚，但是沒有膿頭，很難破潰，並且伴隨著強烈的疼痛。

這種鼻頭部位的痘痘不容易痊癒，一般都要兩週以上。用手指觸摸時如有波動感，就代表裡面已經成膿，但是表面的皮太厚，顏色都由紅色變成暗黑色，但還是無法破潰排出膿液。這就是典型的胃火旺盛導致。鼻子能反映人體的多種健康問題，每個部位都與五臟六腑一一對應，鼻尖部剛好對應著胃部，所以當胃火旺盛，在鼻頭處就會有所顯現。輕者出現「酒糟鼻」，重者出現之前說的「膿瘡」。

胃火旺盛的女性還會出現一個典型的症狀——「消穀善饑」，意思就是進食完後很快就饑餓。這是因為胃火過於旺盛，刺激胃酸分泌過多，加快食物腐熟的速度，食物腐熟過後形成食糜，迅速排空，胃部空虛加上受到胃酸刺激，就很容易感受到饑餓。

胃火旺盛最佳的治療手段是從飲食控制著手，因為胃火大部分是由飲食導致的，尤其是火鍋、麻辣香鍋、炸雞等辛辣油炸食物，這些都是造成胃火旺盛的原因。因此控制飲食才可有效緩解胃火旺盛。

首先，需要忌食辛辣等肥甘厚膩之品，去除胃火的來源，相當於釜底抽薪。這些食品相當於燒火用的木材，如果單單使用藥物壓制胃火，卻不控制飲食，胃裡的這把「火」會越燒越旺。

其次，可以食用一些陰性滋潤的食物，例如百合、老鴨湯、蓮子等，這些食物相當於滅火用的「水」，可以抑制胃火。

另外要養成喝水的習慣，想有一個美好的容顏，就需要時刻注意補水，一天至少要喝「四杯水」。晨起一杯溫開水，上下午各一杯，晚上再來一杯，這樣就可以通過排泄的方式使「胃火」有出路，使「火」隨「汗」「尿」而解。

平時也可用一些菜肴來去胃火，其中苦瓜就是最佳良品。苦瓜是大苦大寒之品，主要的功效就是去胃火，專治由於飲食辛辣引起的胃火旺盛，但是對於虛火並無作用，所以在食用的時候要稍加鑒別。

為了最大限度地保持苦瓜原有的味道和瀉胃火的功效，可多吃涼拌苦瓜。這樣不但能夠去油解膩，還能預防胃火旺盛、長痘、咽乾等症狀。

用食物健脾胃最有效

講到養護五臟六腑，要特別提到脾胃，因為脾胃和其他臟腑不一樣，是人體的消化器官。五穀食物進入人體之後，最先和脾胃接觸，需要脾胃的運化，才能轉化為水穀精微運輸到全身，提供身體活動能量。

為什麼說食物健脾胃是最直接有效的途徑呢？雖然藥物的治療能起到一定的作用，但是藥物也需要通過脾胃才能分解，被身體吸收之後才能發揮藥性，所以吃藥會進一步加重脾胃的負擔，有可能引起脾胃損傷。特別是現在的藥物有膠囊、片劑等，大多數都是堅硬或難以通過胃蠕動消化的，在胃部受腐熟的時候會刺激胃黏膜，產生不適的症狀，有些患者不用藥還好，一用藥就覺得胃痛。

有一位七十多歲的患者之前出去旅遊後，因歲數大了再加上旅途的勞累奔波，沒有休息好，老是覺得氣短乏力，胃部隱隱作痛，經常胃食道逆流。做了檢查也沒發現什麼問題，基本排除腫瘤的可能性。

一位門診醫師開給患者一週的中藥，但她完全喝不進去，一喝就有強烈的反應，每次都覺得腹部脹滿不適，用手在腹部按摩一陣子就將中藥全都嘔出來。

方子其實沒有問題，問題可能是藥物刺激了老人胃部所導致。

我讓患者每餐不要吃太多，控制在平時量的百分之七、八十左右。早飯以容易消化的蕎麥麵包為主，中午和晚上以綠色蔬菜為主，搭配少量的葷菜，平時可以吃一些山楂之類的小零食。晚餐可以稍微晚一些，睡前兩小時之內禁止進食，即使肚子餓，也不能吃東西，因為在睡覺時，脾胃功能停息，才能更好地恢復。「饑餓療法」也是常用的健脾胃方法之一。

透過一段時間的飲食調理，這位患者情況好了許多。

養生先養胃，食物健脾胃是最直接有效的途徑。

各位在養護脾胃時，要根據自身情況。如果不適合吃中藥，也可以考慮利用食療藥膳的方法來改善，並且還可以搭配一些按摩手法，可以改善或完全治愈一些不太嚴重的脾胃疾病。

山藥，健脾固腎防肥胖

山藥不僅是食物，也是常用的一味中藥，例如六味地黃丸中就用到了山藥。

山藥的藥用價值在《本草綱目》中就有明確記載：「益腎氣、健脾胃、止瀉痢、化痰涎、潤皮毛。」山藥既是山中之藥，也是食中之藥，它不但在中藥中運用廣泛，還是常用的保健食品。

在臨床上治療多數濕邪困脾的患者時，多會用上一味山藥。有些是取山藥的健中補虛作用，用來增強體質，有些是取山藥健脾利濕的作用，預防肥胖。常言藥食同源，既然山藥在藥方裡可帶來許多好處，表示平時多吃山藥也有益健康。

首先最為重要的功效就是健脾固腎。比如脾虛引起的大便溏稀、腹瀉，吃蒸煮過後的山藥就能改善。山藥入脾、肺、腎三經，所含葡萄糖澱粉酶能夠分解澱粉，含量是蘿蔔中的三倍之多，有促進消化的作用，利於改善脾胃消化吸收的功能。山藥非常營養，大人、小孩都可以食用。

除了健脾祛濕，山藥還能預防肥胖。因為山藥中富含的澱粉和纖維素會增加飽腹感，有助於減少食慾。山藥中的纖維素是糞便形成的原料之一，可以有效促進胃腸蠕動功能，減少胃腸道吸收脂肪，有助減肥。

山藥中含有一種特殊物質——黏蛋白。黏蛋白是一種多糖蛋白質，能夠有效防止脂肪在心血管上沉積，保護血管壁的彈性，預防動脈粥狀硬化斑塊的形成。

☀山藥卷

【食　材】山藥五〇〇公克、火腿腸三根、酸蘿蔔、酸黃瓜適量。

【製作方法】先洗淨山藥並去皮。放入蒸鍋中以大火蒸二十分鐘，蒸熟後取出放入一次性保鮮袋中，將山藥擀成山藥泥後把平整保鮮袋的四邊剪開，去除保鮮袋上面一層，將鋪平的山藥中間放上切成細絲狀的酸蘿蔔、酸黃瓜、火腿腸；再將山藥泥卷起來，放入冰箱中靜置十分鐘，最後打開保鮮袋的外面一層，拿刀蘸水之後切成小段，和壽司大小一樣即可。

溫潤護脾，糯米粥一年四季都適宜

脾屬陰，胃屬陽，脾陽易受損傷，所以護脾之法以溫潤為主，可食糯米粥護脾胃。中醫典籍《本草經疏論》裡充分說明了糯米養生保健的作用。「補脾胃、益肺氣之穀。脾胃得利，則中自溫；溫能養氣，氣順則身自多熱，脾肺虛寒者宜之。」糯米在幾千年前即被中醫當成藥物來食用，具有補中益氣、健脾養胃的作用，可用來治療脾胃虛寒導致的噯氣、胃食道逆流、食慾下降等症狀，特別適合大病初癒或產後婦人食用。

糯米適合煮成熱稀粥食用，在古代稱為糜粥自養，不僅具有豐富的營養，還容易消化吸收，溫潤護脾。糯米之所以會有這樣的美譽，其實和它作為中藥的功效有很大的關係。

中藥學中認為糯米性溫、味甘，具有溫陽暖胃、補脾止瀉、通利小便的功效，長期食用還可以益氣健體。我經常推薦糯米粥給患者，因為「粥者緩也」，藥效作用微弱，可以慢慢地調節身體狀態，不像藥物一樣具有強效的作用。這種調養方法既能預防脾胃虛弱，又不會導致身體出現重大損傷。

說到糯米，現在市面上出現了很多糯米製品，有糯米糕、八寶粥等，其實大多數的糯米製品都會為了迎合消費者的口感，添加白糖、牛奶、甜味劑等。並不是所有糯米製品都符合脾胃虛寒的患者食用。選購糯米時要看外包裝上的原料組成，特別要注意是否有添加涼性的添加劑。例如蓮子、菊花。本身脾胃虛寒的人，額外攝入寒涼之物，會加重寒涼，增加身體負擔，起到反作用。

喝熱的糯米粥最安全可靠。糯米熱食效果較佳，又能獲得良好的口感。

我經常推薦糯米粥給女性患者們，特別是產後恢復期的婦女，或是剖腹產的產婦。因為剖腹產的產婦一般體質比較虛弱，又不能馬上進食大補之品，需要吃一段時間的半流食，糯米粥就是很好的選擇。

糯米粥一年四季都適合食用，製作方法也簡單。不僅能讓脾胃虛寒者胃口大開，而且具有暖脾健胃、補中益氣的功效，有助於產後或病後的恢復，也可以緩解各種虛寒症狀。

山楂預防積食，還能健脾和胃安神

隨著經濟環境提升，在臨床上出現了愈來愈多的積食患者，大多數都是暴飲暴食引起的。有關積食治療，比起食療更推薦饑餓療法，因為積食本來就是肚子脹滿。

有些患有積食症的人喜歡在晚上吃點零食，例如喝杯牛奶，吃點點心等。即便在晚上睡前出現饑餓的症狀，也不要再吃任何東西，因為晚上就是脾胃休息的時刻。

在睡前吃東西，很容易影響睡眠品質。這是因為，食物在體內從消化乾淨到排空的時間週期是二十四個小時，當人入睡，如果脾胃還在工作，很容易會造成失眠多夢的症狀。中醫講「胃不和，則臥不安」，說的就是這個道理。

什麼時候可以用食療的方法治療積食呢？一種是為了預防積食，預防保健用，另外一種就是積食初期或輕微的積食，這些都可以用一些食療的方法消除積食的危害。

要想預防積食，推薦「糖仙楂」或「仙楂片」。「糖仙楂」「仙楂片」的主要原料——山楂，具有和胃消食、健脾的功效，對於肉食和穀物造成的積食有很好的療效。

某個患者回鄉參加婚禮，吃多了家鄉料理土雞、土鴨，回家之後肚子脹得難受，晚上睡覺時都平躺不下，吐了好幾次。本想喝些中藥，但喝完更不舒服。

第二天食慾也不好，聽我的建議吃了「糖仙楂」後到了晚上，症狀都消失了，晚上都睡得很好。其實這就是山楂和胃消食的功效。

如果是嚴重的積食，或出現發燒的情況時，則不要繼續使用山楂來緩解症狀。因為此時疾病已經比較嚴重，用山楂早已不能有效地解決病痛，反而會加重病情。

春季養脾胃，「理、防、梳」並重

在中醫養生裡，時令養生是一個具有特色的概念。簡單來說，時令養生就是根據一年四季的季節變化來採取不同的養生策略。

先從春季開始講起。

關於春季養生，一般大家聽說比較多的是春季養肝，很少有人會注意脾胃。從中醫的角度來說，脾胃依賴於後天所養，只有脾胃健康才能保障飲食健康。但是現代人為了保持身材，或是工作繁忙，造成飲食不規律，讓脾胃受損。

春季是萬物生長的時節，很多疾病會在此時表現出來，若脾胃虛弱，在此刻會有一定的外在表現。

首先，看面色，脾胃受損先體現在面色上，黃種人膚色本身就是紅黃潤澤的，但是有些脾胃虛弱的人，皮膚呈萎黃色，或夾雜其他的青黑等顏色。

其次，看鼻尖，鼻尖周圍一圈都是反映體內脾胃功能情況。有些病情危重的患者，如果鼻尖處還有明亮的光澤，說明脾胃功能正常，還能進食，病情的轉歸還有希望，這就是中醫所說的「有胃氣則生，無胃氣則死」。

最後，看嘴唇，「脾開竅於口，脾之華在唇」。嘴唇四周的顏色如果紅潤有光澤，說明脾胃健康；如果蒼白沒有血色，說明脾胃的功能衰敗。

既然能夠認清楚脾胃虛弱時的表象，春季養脾胃可以分三步走，第一步需要「理」。脾胃位於中焦，胃主受納、脾主運化，二者相互協調，分工合作，共同完成消化功能。可以通過簡單的手法，理順脾胃的功能。

比如，吃完飯後正是脾胃運作最繁忙的時間，也是脾胃最容易受損的時機。可以雙手緊貼腹部，在肚臍周圍做緩慢的順時針旋轉運動，幫助消化功能的運轉。這樣可以理順脾胃氣機，有助消化。

第二步是「防」。脾胃病的出現一般都是日積月累造成的，所以需要以「防」為主。脾胃虛弱主要由飲食不規律、暴飲暴食、吃太多生冷食物、精神壓力大等眾多因素造成，而這些因素都會造成「脾虛」，直接或間接地造成胃部出現症狀。「上醫治未病」就是在說疾病沒有發生的時候，將其扼殺在搖籃之中。

防治脾胃病，最主要就是養成良好的生活習慣，注意控制飲食。一般來說，要養成規律的飲食，切不可暴飲暴食。因為春季肝火旺而脾胃弱，吃太多只會加重脾胃的負擔。

第三步，需要「梳」。在《養生論》中就提到「春三月，每朝梳頭一二百下」，頭部是人體經脈百匯之處，也是精神所在。經常梳頭可以打通經脈，改善頭部的血液循環，能消除疲勞，改善睡眠，提升免疫力，使脾胃功能在睡眠的狀態下得到充分的恢復。

夏季健脾胃要補益氣血防濕邪

脾胃與長夏相對應，所以夏季是養脾胃最好的季節。夏季時氣候濕熱難耐，女性在用一些防曬霜和護膚產品的時候，很容易造成毛孔阻塞，使濕邪不能順汗而解，特別容易被濕邪所困。同時，脾的特性是「喜燥惡濕」，在濕熱的環境下也容易受損，產生疾病。

某個患者經常有濕困脾土的困擾，她生完小孩後為保持身材，除了控制飲食，還經常鍛鍊，增加消耗。因夏天天氣炎熱，她選擇了夏季常用的鍛煉方式——游泳。為了儘快恢復到生育前的狀態，她每天都去游泳。

看起來這種生活方式非常健康，但是她本身脾胃就不太好，經常出現胃痛的症狀，特別是工作的時候出去應酬多了，這種症狀還會加劇。在夏天每天游泳，從未間斷，直接導致濕邪入裡，損傷脾土，出現了噁心、嘔吐的症狀。

除了可以開一些除濕健脾的中藥，最需要消暑適宜。夏季天氣炎熱，可以用很多方式來消暑，例如游泳，但是游泳的頻率和時間要控制好。長期處於潮濕的環境中，很容易形成濕邪，耗傷脾胃，所以每週游泳的次數應控制在兩次左右。

其次，擇水適時。夏季補充水分非常重要，因為夏季炎熱，身體為了控制體溫平衡，會進行大量的新陳代謝，排泄出汗液蒸發。但是補充水分需要講究種類和時機，很多女性喜歡喝一些號稱有美容纖體功效的飲料，其實這些富含添加劑的飲料在中醫裡大多數屬於黏膩重濁之品，特別容易夾雜濕邪，在體內停留。

喝水的時機也很重要。清晨早起，經過一晚上的代謝，身體缺少水分的濡潤滋養，所以可以喝一杯溫開水補充水分。在大汗淋漓的運動過後，也可以適時補充一杯水。

最後，利用一些飲食方面的調護健脾除濕，薏苡仁和赤小豆*就是很好的健脾除濕食物。每天食用一些薏苡仁和赤小豆的粥，既可以起到健脾除濕的功效，也能預防濕困脾土。

經過一段時間的藥物和生活方式調理，這位患者的噁心、嘔吐的症狀就消失了。

秋季潤肺，肺養好了才能滋潤脾胃

脾的一個特性是「喜燥惡濕」，秋天的天氣乾燥不就順應了脾的特性，為什麼還要強調滋陰潤燥養脾胃？

乾燥表現出來的首要症狀並不表現在脾胃，而是在肺，例如咳嗽、感冒。但是在中醫五臟學說裡「脾為肺之母」，脾生肺，子病及母，母病及子，母子同病相憐，這就體現了脾肺之間的關係密切。「脾喜燥惡濕」，其中的「燥」也是有一個限度的，並不是一味的乾燥。

如果乾燥的程度太過就容易形成「燥」邪，雖然並不直接侵犯脾胃，但是「肺為華蓋」，易受「燥」邪耗傷，引起肺臟的損傷。脾為肺之母，子病及母，從而導致脾胃的虛損。

慢性咽炎是個明顯的肺部疾病，但是有個典型的脾胃部症狀——晨起乾嘔。

慢性咽炎的患者在晨起刷牙或其他的刺激下，會出現強烈的嘔吐症狀，但又吐不出任何東西，這就是典型的肺部疾病傷及脾胃。

女性最適合的秋季養生法就是飲食養生。**冰糖雪梨百合湯**不僅能起到溫潤脾胃的作用，也能滋潤皮膚，有美容養顏的功效。

在秋季保養脾胃，要忌食辛辣，去除侵害因素。秋季天氣漸漸轉涼，變得乾燥，是燥邪特別容易生成的時候，此時應該選用一些滋陰潤燥的食譜，給脾胃穿上滋潤溫暖的「外套」。

☀ 冰糖雪梨百合湯

【食　材】雪梨一個、冰糖適量、乾百合十公克。

【製作方法】雪梨洗乾淨去皮，切成直徑約三公分的小塊，去核，放入清水中。乾百合放入白開水中浸泡三十分鐘左右，然後將百合和塊狀的梨子放在一起燉煮，起鍋前三分鐘放入冰糖。燉煮好後，去除煮成糜爛的梨塊，留取湯汁和百合，每天晚上臨睡前一小時服用效果最佳。百合作為中藥，本身就具有滋陰潤燥的作用，用來煮湯，和雪梨一起，養護效果更佳。

*註：赤小豆外形與紅豆相似，赤小豆外觀較瘦長、細小；紅豆較矮胖、橢圓，且更大顆。

前面提到，睡前吃東西會傷脾。其實這是指一般的填充性食品，脾胃的消化在睡眠時應該儘量處於休息狀態，但是冰糖雪梨百合湯經充分的燉煮，已是食糜的狀態，不需要消耗脾胃的消化功能，就能夠自行被人體所吸收。在夜晚時分，陽伏於內，陰守於外，對於陰液的利用效果最佳，所以建議睡前一小時服用。

冬季，護脾暖胃宜進補

冬季給人的印象就是寒冷，而脾胃常見的病理狀態就是虛寒，所以冬季的養生大法就是護脾暖胃宜進補。在冬天準備著一個熱水袋敷在肚子上也是個不錯的養護脾胃小方法。

有一位患者每年冬天時，上班都要準備一個熱水袋，一直抱在懷裡。一問之下是因為這幾年飲食不規律，讓她落下了胃病，每到冬天就加重，胃脘部特別不舒服。

這就是明顯的脾胃虛寒。脾胃虛寒在冬季的症狀會加重，特別是女性，很少看見男性大冬天抱個熱水袋。因為女性體質屬陰，缺乏陽氣的薰蒸，所以在女性身上體現得更加明顯。

因為脾胃虛寒治療主要以「溫」「暖」為主，除了通過外界的刺激用熱水袋進行外敷，人為給脾胃製造溫和適宜的環境，還可以通過內部的進補，提升身體的陽氣，通過溫潤濡養陽氣，提振人體正氣，驅散寒邪。

有一個十全大補的方子，既是中藥方，又是藥膳，那就是**當歸羊肉湯**。羊肉雖然有一些膻氣，但是它既能禦風寒，又可補身體，對一般脾胃虛寒症狀均有治療和補益效果，最適宜於冬季食用，故被稱為冬令補品，深受人們歡迎。

當歸味甘性溫，能夠補血行血，補中有動，行中有補，為血中之要藥，既可通經，又能活絡。前面介紹過女性和血的關係，以「血」為重，所以在羊肉湯中加入當歸，既可以補充人體陽氣，溫陽散寒，暖胃健脾，又可以活血行血，使血液運行通暢，起到活血通經的功效。因為當歸有濃重的中藥味，所以用來煲湯的效果最好。

☀當歸羊肉湯

【食　　材】羊肉五〇〇公克、當歸十公克

【製作方法】將羊肉切成直徑約三公分的塊狀，放在水中浸泡三十分鐘，去除血水。鍋中倒水，大火燒開，放入羊肉塊，焯一遍，去除血沫，羊肉塊變色就取出，不需要熟透。

準備當歸，洗乾淨切成片狀，和羊肉塊一同放入電鍋中燉，加入少量食鹽、生抽調味，

再加兩塊生薑去腥，燉煮兩個小時左右，即可開鍋食用。

養護脾胃的第一大穴——公孫穴

公孫穴位於足太陰脾經上，既是足太陰脾經的絡穴，又是衝脈和足太陰脾經的交匯之所。在陰陽五行裡，脾屬土，其子為金，其孫為水，其父為火，其公為木。足太陰脾經和衝脈氣血在此交融匯合，化生成上部的水濕風氣，溫養脾胃。

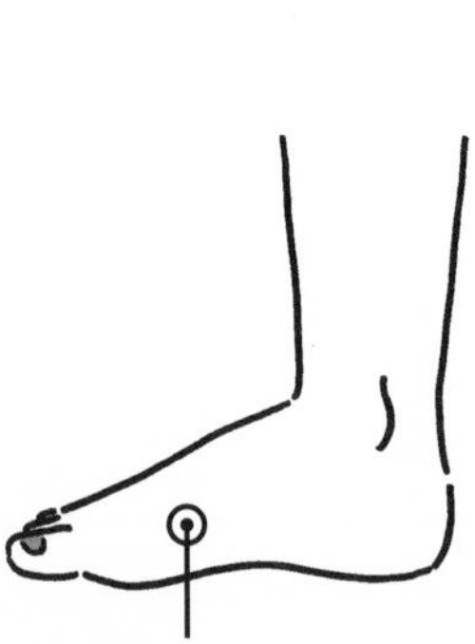

有位患者經常覺得噁心，特別是喝水的時候，稍微喝點涼水就想吐。

她因最近工作壓力大，老是在外面應酬，晚上陪客戶吃飯的時候因為天氣炎熱就喝了不少冰飲，於是出現了症狀。也去醫院看過，吃了一些胃藥，雖然症狀緩解了一些，但是總覺得有些不舒服，感覺胃脘部有個東西老是頂著。

這是明顯的飲停腸胃（水飲在腸胃停留，脾胃功能代償失調），所以出現了飲入即吐症狀。我於是建議她每天按摩公孫穴。

公孫穴位於足內側緣，當第一蹠骨基底的前下方，赤白肉際處。用大拇指的指腹點按公孫穴，慢慢加深力度，接著用手掌輕輕拍打腳掌心，促進血液循環，加強按摩推拿的作用。

這個方法可以改善脾胃不適的症狀，如果自己按摩，每天需要堅持按壓三～五次，每次不超過十分鐘。

急性胃痛，肚子上就有特效藥

中脘穴的作用稱得上是「萬能胃藥」。因為身體裡的六腑之氣都彙集在中脘穴，它既是胃的募穴，又是八會穴裡的腑會，和膽、三焦、小腸、大腸的關係都非常密切。它正好位於膈以下、臍以上的中焦部位，和脾胃所在之處不謀而合。所以急性胃痛可以用它來緩解。

得了脾胃病，可以多按摩中脘穴，必要時還可以配合其他穴位，而不是單純喝湯藥。尤其女性脾胃本就虛弱，若又受到損傷，很多時候吃了藥也不容易吸收，還會進一步加重脾胃的負擔。

所以，穴位推拿非常適合女性。與男性相比，女性天生的穴位敏感度要高很多，而且也更加好找，且借助純陰之氣，按摩穴位可以達到事半功倍的效果。

引起胃痛的原因有很多，大部分是因為飲食不節，還有一部分是因為先天脾胃虛弱，另外，情緒不佳也有可能牽連脾胃。

有一位患者因為忙於應酬，飲食不當，一個晚上趕了好幾趟飯局，吃得太多又消化不良，腹部有些不舒服，長時間下來，肚子脹得鼓鼓的，打嗝有一股酸腐氣味，大便也不成形。因感覺胃部疼痛劇烈，才到醫院就診。

她的情況說明脾胃運化功能已經失調，導致飲食停滯在中脘附近，氣機阻滯不行，需要消食導滯、健脾和胃。在藥物調理和控制飲食的同時，可搭配一套簡單的按摩手法。事實上，與其單純按摩中脘穴，不如配合推拿三脘穴更加有效。

「三脘」是上脘、中脘、下脘的合稱。中脘穴在人體肚臍正上方，以被施術者的手掌為尺規，距離肚臍一橫掌處。三脘穴以中脘為中心，上脘在中脘上一寸，下脘在中脘下二寸。

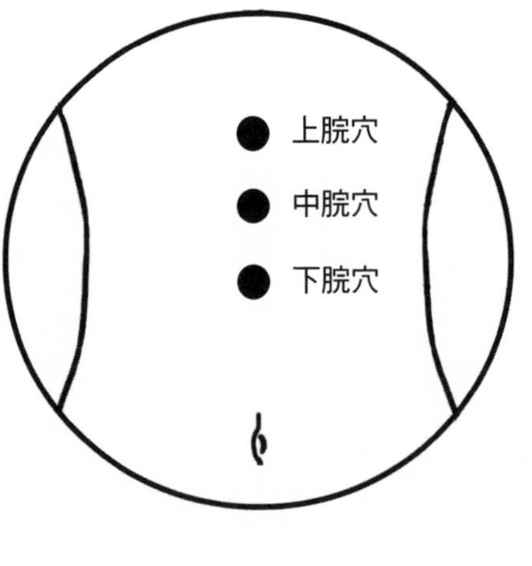

先平躺，雙手重疊或單手按壓在中脘穴上，順時針方向按揉三十～五十圈，然後再以肚臍為中心，摩揉整個腹部三十～五十圈，注意讓圓圈的軌跡經過三脘穴，最好讓被施術者覺得肚子熱熱的。建議大家在三餐之後三十分鐘，各做一次。

平時沒事也可以按摩按摩「三脘」，起到預防的效果。因為「三脘」比較好找，而且自己就能操作。按摩「三脘」對一些急性胃痛也有立竿見影的效果。

按摩太白穴，助力治療消化不良

「太白」為古代的星宿名，此星象主殺伐，有平定叛亂，安邦定國的作用，而中醫的「太白穴」也取名於此。

其中「太」指大的意思，「白」是五臟中肺的主色。「太白穴」屬足太陰脾經，是足太陰脾經的原穴。在足內側緣，當足大趾本節（第一蹠趾關節）後下方赤白肉際凹陷處。先

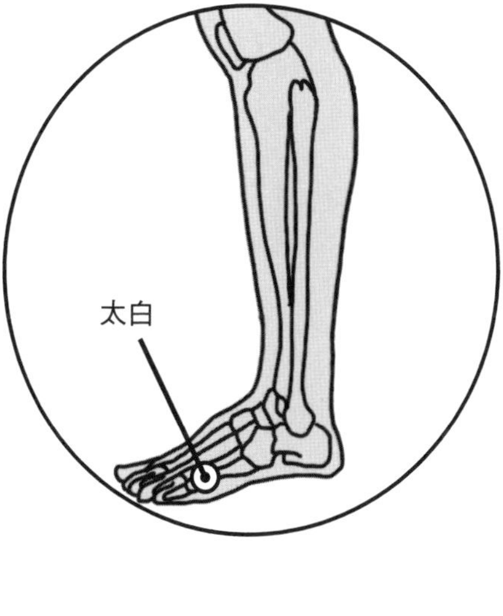

平躺在床上或坐在椅子上，雙腳平放，順著足的內側緣用手指從腳大拇指向下捋，越過一大塊隆起（第一蹠骨小頭）後下方出現的凹陷處就是太白穴。

太白穴屬於足太陰脾經的原穴，是脾經氣血供養的本源，若把足太陰脾經比喻成一盆花草，它就相當於花草的根部。且它又是足太陰脾經五輸穴中的「輸穴」，脾主運化，水濕之氣在此吸收轉化蒸騰，既能很好地供養足太陰脾經的元氣，又能運化人體津液，所以按摩太白穴能夠緩解消化不良。

有名患者每次吃東西時都狼吞虎嚥，用很短的時間吃完飯，久而久之就耗傷脾胃。脾胃是後天之本，水穀生化之源，脾胃的運化腐熟功能受到影響就會引起消化不良。

這位患者膚色蠟黃，且有一些白色的斑點，並經常打嗝，食慾也不好，吃一點就覺得肚子脹。

這就是屬於嚴重的消化不良，是長時間飲食習慣不當引起，現在基本上發展成慢性的。「患病如山倒，去病如抽絲。」我建議她在服用藥物治療的同時，可以自己逆時針按壓太白穴，方法簡易實用，沒事就可以按一按。

首先用前面講到的方法找到太白穴，用大拇指指腹慢慢按壓，直到有酸、痲、脹、痛的感覺，然後順著逆時針的方向緩慢按壓，按三十秒後鬆開，休息十秒左右，接著繼續重複相同的動作。

因為脾胃長時間接受外在的刺激，已經形成虛損的狀態，用逆時針的手法按壓可以補充脾胃元氣，起到養生保健的效果。

隨著呼吸律動推期門穴，排憂解難有奇效

前面講到女性容易患脾胃虛寒、消化不良等症狀，在這章內容將介紹也是女性容易出現的疾病——腸胃神經官能症。

這個疾病有點像是心理疾病，是由於心理的變化導致，所以不具有實質性的損傷，只是有不適的症狀。女性在特殊的生理階段，往往容易出現情緒上的變化，所以腸胃神經官能症也是女性容易罹患的疾病之一。

要改善腸胃神經官能症，有個好用的穴位——**期門穴**。它是足厥陰肝經上的募穴，位於肝經最上部位。「期」就是期望、約會的意思；「門」就是出入的門戶。之所以叫「期門」，是因為水濕之氣由此注入肝經。

腸胃神經官能症的症狀是噁心、嘔吐、厭食、噯氣、胃食道逆流、食後飽脹等等。其誘

因並不是和胃有關，主要的特點是隨著情緒的變化而加重病情。說白了，腸胃神經官能症就是個「情緒病」，和胃的器質性變化並沒有什麼關係。

而中醫中的「肝」主疏泄，喜條達惡抑鬱，一般情志方面的疾病都會從肝入手，通過疏肝解鬱來達到治療疾病的目的。而「期門穴」作為肝經募穴，作為水濕之氣輸注入肝的門戶，位置又和胃靠的比較近，用它來治療腸胃神經官能症再合適不過。

有位患者是在外商工作的銷售人員，每到一個季度末公司要拚業績的時候，就會出現噁心、嘔吐的症狀，但是想吐又吐不出任何東西，然後到了新季度的開始，這些症狀就不翼而飛。其實這就是典型的腸胃神經官能症，工作壓力大的時候就會有不適的感覺。這種疾病並沒有什麼特效藥，西醫檢查一般也查不到有器質性病變。

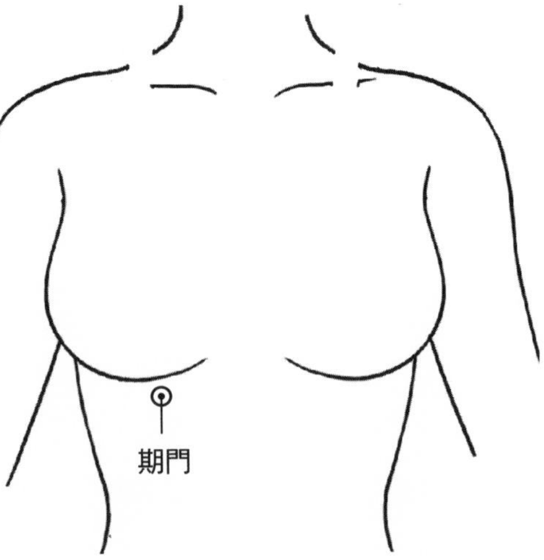

我建議她用中醫保健推拿按摩的方法，通過調理肝氣，發洩自己憂鬱的心情。在工作之餘，可以時不時用中指的指腹按揉期門穴，期門穴位於胸部，當乳頭直下，第六肋間隙，前正中線旁開四寸。

按壓時有個小竅門，隨著自己吸氣，指腹輕輕晃動，慢慢加大力度，直到感覺到明顯的酸、麻、脹，慢慢呼氣，鬆開中指，休息幾秒，然後繼續按揉。每天持續做三～五次，一段時間就會有像長嘆了一口氣似的舒心感覺。

特製敷貼按摩神闕穴，胃病不見了

老年人經常會被慢性疾病所困擾，例如慢性胃炎等。這些疾病平時也沒有什麼大礙，就是有些不舒服，並且很難痊癒。一旦生活上稍微有些異樣，就會出現各種症狀。

這節要介紹一個小偏方，是我工作二十多年來得出的經驗，就是敷貼按摩神闕穴。

這裡用的敷貼和「三伏貼」有些類似，但是用藥完全不一樣，三伏貼是為了「冬病夏治」，最主要是治療肺系疾病，例如咳嗽、哮喘等，所以用藥以清肺解表藥為主。用附子三公克、乾薑十公克、紅花十公克，白酒適量研末調和而成，因為這裡用到了紅花活血通經的藥物，所以懷孕女性不可使用。另外，皮膚容易過敏的人，也請先試試有無過敏情況再使用。

附子有通陽之效，大部分的胃病都是脾胃虛寒造成的。用附子可以調動人體的陽氣，陽氣運轉可以溫潤脾胃，也可以提升身體的免疫力和恢復力，促進胃黏膜的癒合和胃部的蠕動功能。乾薑除了和附子一樣具有溫陽的效果之外，還有止嘔功效，因為它可以平復胃部的異常痙攣，使胃部處於平靜的狀態，更佳適合於恢復功能。紅花具有活血通經的作用，可以消除胃部長年累月不適導致的瘀血阻滯，中醫講「通則不痛」，瘀血得清，血液運行正常，就可以促進胃部氣血運行，緩解不適症狀。

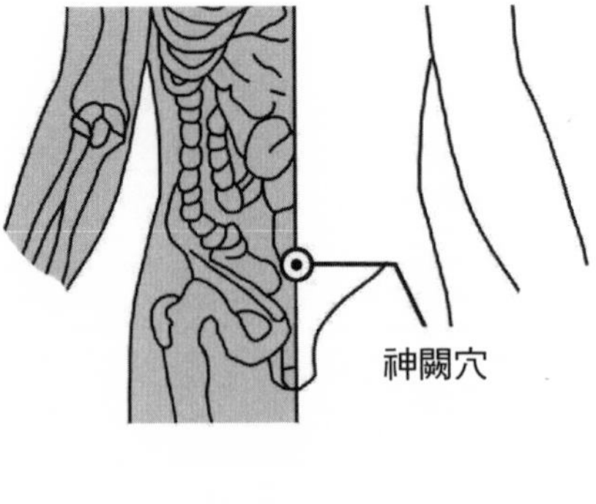

白酒相當於藥飲，有相當的發散作用，可以引藥直達病所，作用更加迅速明顯。

神闕穴就是肚臍眼，是胎兒出生時連接臍帶，供給胎兒營養，促使胎兒發育的處所，與人體的胃腸道密切相關，也是腹腔與外在聯繫的空隙。用此處治療胃病可以直達病所，去除病根。

按摩此處時，不要用手直接接觸神闕穴去按摩。因為這樣的刺激強度太大，而且神闕穴在肚臍眼處，如果直接接觸很容易造成腹部疼痛等不適感。

隔著前面提到的伏貼藥物敷貼在神闕穴上，輕輕按摩三十～五十次。按摩的動作要輕柔，並配合呼吸吐納，如此反復操作。在做逆時針揉搓時，用鼻吸氣，揉完一圈之後，稍微停頓一下，用口呼氣。每日堅持按摩兩次，可以取得良好的療效。

第四章

排毒素，身體變乾淨，膚色變紅潤

身材走樣，身體沉重？臉上長了不該長的東西？皮膚乾長皺紋？一句話，女人身體裡的毒素太多了！這裡所指的毒素不僅僅是常說的飲食不節所帶來的毒素，還指中醫所講的濕毒、寒毒、熱毒等，只有把毒排乾淨，女人的身體才會變得清爽，皮膚才會更光滑紅潤。

養顏先要養陽，陽虛的女人老得快

陽氣是推動人體生理代謝和機能運轉的動力源泉，所以在中醫養生中特別強調護衛人體的陽氣。

現代人作息不規律，嗜食辛辣生冷，八成都會導致陽氣不足。女性本身屬陰，體內陽氣不足，加上過度勞累，飲食不節，與陽氣的升發肅降規律相違背，體內的陽氣消耗過快，更容易罹患陽虛的疾病。陽氣虛弱不僅會出現疲乏勞累、嗜睡倦怠等症狀，還會出現衰老症狀。

女性的各種氣血虛衰、經前腹痛、體胖長痘、手腳冰冷等症狀都和陽氣不足密切相關。而且身體陽虛的女性，氣色也會受到影響，衰老得更快。生完孩子之後，容易出現發福的現象，肥肉在腰腹部、手肘、大腿處不斷堆積，甚至有下墜鬆弛的感覺，這就是衰老的開始，也是由脾虛所致。

五穀雜物的腐熟、消化、吸收需要脾中陽氣的作用，當身體陽氣不足，就不能將攝入的食物完全轉化成能量，卻產生很多的血脂和血糖，這些物質代謝出現了問題，形成各種各樣痰濕、脂肪，在體內聚集，就形成了肥胖。一般常說的脾陽虛，其實就是和陽氣缺乏有直接的關係。

要怎麼才能讓身體獲得更多的陽氣呢？

首先，可以從飲食入手，多吃時令蔬果。《黃帝內經》中記載「食歲穀」，意思是要吃時令食物。具有陽氣的蔬果有很多，例如韭菜、大蔥、香椿等。養陽最易從肝入手，而味酸入肝，例如梅子、櫻桃、草莓等酸性水果對於養陽也有一定作用。

其次要「慢運動」。陽虛的女性朋友經常覺得疲倦，睡不醒，「慢運動」就可以解決這個困擾。最好在有陽光的日子裡，選擇散步、八段錦、太極拳等舒緩的運動方式，到戶外郊遊，沐浴在陽光下，活動身體的經脈，促進氣血運行通暢，以微微出汗為宜，如此即可產生陽氣。不過最好不要進行大量的劇烈運動，這樣不僅養陽效果差，更容易導致身體過於勞累而內傷五臟。

睡前泡腳，滋陰溫陽效果好

說完了養陽的重要性，接下來要介紹養陰，因為女性體質本身偏陰，以陰為主，陰陽調和才能生生不息。

單純的補陰會造成陰氣過重，陽氣無以復加，所以在滋陰的同時要注意潛陽。其實女人陰氣本身就很充足，很少會出現陰虛的情況，所以相對於養陽，養陰比較容易些，只需要稍微調動身體自身的陰氣，就可以達到人體所需。

既然只需要調動女性自身的陰氣，就可以達到滋陰效果，所以最好的方法既不是藥物，也不是食物，而是分布在人體上的特定穴位。

前面在談到女人補氣血時曾提到過一個穴位——三陰交穴。它是身體陰脈交匯之處，人體陰氣主要聚集之所。三陰交位於小腿內側，當足內踝尖上直上三寸（約十公分處），自己的手指四指幅寬，按壓有一骨頭為脛骨，此穴位於脛骨後緣靠近骨邊凹陷處。刺激這個穴位可以起到滋陰養血的功效。

晚上臨睡之前，人體陽氣伏於內，陰氣即將外散，這時可裝一盆熱水來浸泡雙足，也可在盆裡放兩個帶棱的硬物，將足心置於硬物上踩踏，陽氣被調動的時候身體會微微發熱，通體舒暢。

接著輕柔拍打雙下肢的肌肉，讓肌肉處於鬆弛狀態，然後以指掐法按摩三陰交穴，用大拇指的指尖對準三陰交穴，垂直用力，重重向下按揉，以充分刺激到肌肉組織的深層。

這時小腿可能會抽動一下，有一股痠、麻、脹、痛、熱的感覺從下肢向上走竄。適應之後可稍加大力度，強度以耐受為度，持續按壓二十多秒後逐漸鬆開，再用拇指的指腹輕揉三陰交穴的周圍局部，左右手交替進行，每次每側穴位按壓五分鐘左右。

按摩時也可用工具輔助。例如用長柄錘錘擊三陰交，每次錘二百下左右。這個方法最好睡前進行，因為夜晚睡眠的時候是人體陰氣運行最旺盛的時候。

可是光滋陰肯定不夠，在滋陰的同時別忘了溫陽，而溫陽要用到的穴位就是湧泉穴。湧泉穴位於足心處，而足底相當於人體的一個資訊核心，湧泉穴對應的就是腎臟所在，按摩湧泉穴有溫陽的作用。

另外，湧泉穴因為正好位於足底，可以說是身體重

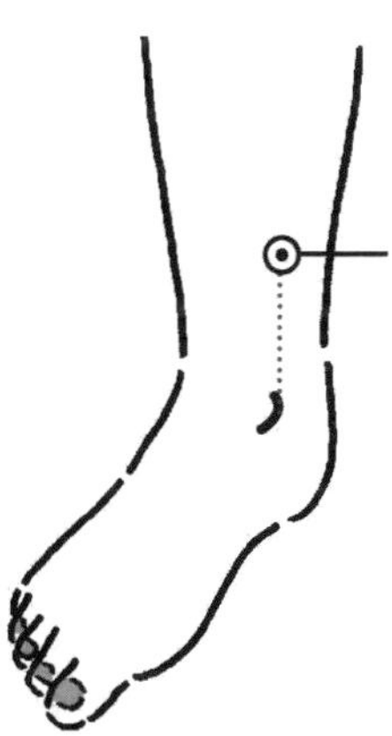

要的「排汗口」，所以愛美的女性一定要常按這穴位。身體裡的毒素少了，臉蛋和皮膚才會漂亮。

祛體內濕氣防痘

前面說過，胃火旺盛時痘會長在鼻頭處。當然，其他的地方也會長痘。痘在西醫裡被稱為毛囊炎，屬於皮膚病的一種，在治癒過程中因為皮損會留下疤痕，對於女性來說是件煩人的事情。

痘痘並不只是在長在臉部，只是顏面部暴露的比較多，讓人覺得青春痘都長在臉上，其實在胸背部、腹部、大腿部的皮膚都會出現痘痘。

痘痘的產生，除了細菌的滋生引起毛囊發炎，在中醫裡多是因為濕氣重濁，鬱遏肌表所造成。有些人認為痘痘是「上火」引起的，其實單純的「上火」更容易引起咽喉腫痛等不適症狀，如果沒有濕邪阻滯，很難發展成為痘痘。

西醫對痘痘產生的原因已研究透徹，就是皮膚油脂分泌過多，排出不通暢，因而引起毛囊發炎。油脂在中醫裡也屬於人體的津液，也是濕邪導致的。中醫所說的「肥人多濕」「肥甘厚膩之品多生濕邪」說的就是這個意思。

很多人為了袪痘，試了各種方法和護膚品，不但沒有效果，情況反而更嚴重。主要是因為身體裡的濕氣沒有袪除，而有些護膚方法反而會加重濕氣。

中醫對於袪濕有很多特色療法，例如針灸、砭石、中藥等，但是根據我多年來的經驗，最簡便有效的方法是長夏季節進行拔罐。在這段時間裡，潮濕之氣籠罩大地，陽熱至盛，人體很容易受濕邪侵襲，並且此時體內的濕邪因為環境的變化強盛不衰，最適合進行袪濕，是一年中最有效的時候。

在什麼穴位上進行拔罐也十分講究，前面提到過脾喜燥惡濕，濕邪最易耗傷脾土，引起痘痘的症狀，脾俞穴是體表脾臟的反應點，濕邪凝聚的點，在此處拔罐，療效極佳。

脾俞穴位於第十一胸椎棘突下，旁開一．五寸，作為脾的背俞穴，是五臟中脾氣在人體背部唯一的輸注點。脾氣在此蒸騰運化水濕，袪濕之氣最好的辦法不是堵，是疏通、溫養和燥化。在按摩脾俞穴的時候也要講究一個微微生火，袪濕健脾。

首先俯臥在床上，用掌根部來回摩擦脾俞穴，使局部有熱感向內部深透，以皮膚潮紅為度，兩手拇指的指腹按在脾俞穴上，逐漸用力下壓，按而揉之，使此處產生酸、麻、脹、重的感覺。然後用閃火法在脾俞穴上留罐五分鐘，拔罐時可以明顯看見留罐位置上有很多細

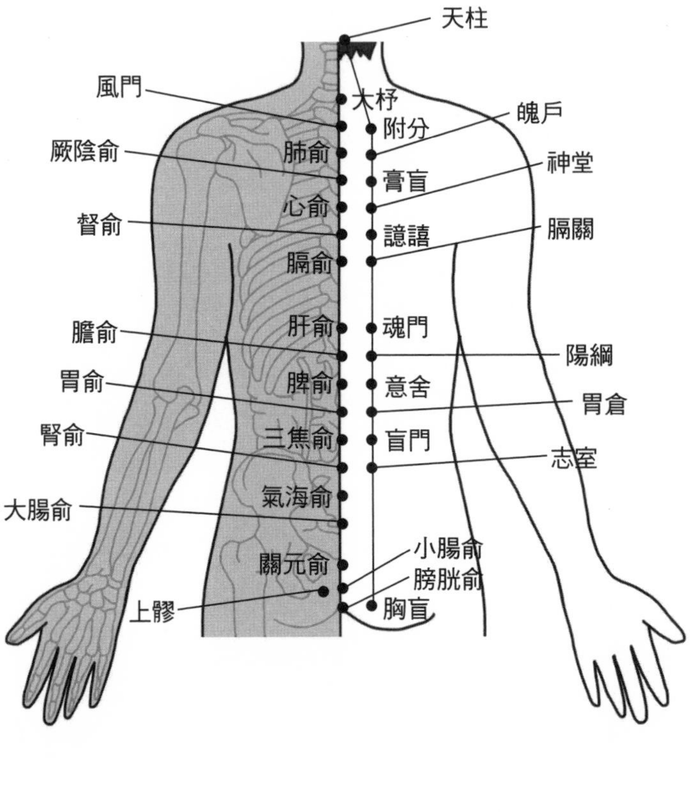

天柱
風門
大杼
魄戶
附分
厥陰俞
肺俞
神堂
膏肓
心俞
督俞
譩譆
膈關
膈俞
肝俞
魂門
膽俞
陽綱
脾俞
意舍
胃俞
胃倉
腎俞
三焦俞
肓門
志室
氣海俞
大腸俞
小腸俞
關元俞
膀胱俞
上髎
胸肓

小的汗珠。前面的按摩是為了調動身體氣血運行，使脾俞穴開闔有序，萬萬不可減少。

儘管拔罐祛濕能起到立竿見影的效果，但不建議各位自行操作。大家可以平時多吃一些祛濕的食物，例如薏苡仁、白扁豆、紅豆等。

溫陽腰眼穴，遠離婦科病

腰帶一圈的部位對女性十分重要，相當於帶脈*所在的部位，與女性的經、帶、胎、產密切相關。人體一部分經脈的循行是從頭到腳或從腳到頭，都會經過帶脈這一道關卡。帶脈就和皮帶一樣系在腰腹部。

當女性腰腹部的保暖不足，就會造成帶脈氣血運行不暢，而帶脈出現問題也會影響其他經脈的運行通暢。氣血運行到帶脈處就停滯不前，從而影響女性的身體健康，出現婦科疾病。

保暖的方法有很多，最常見的就是準備一個熱水袋，隔著衣服墊在腹部或者腰背部。另外也推薦暖暖包，一般經痛的女性經常會用到，於經期期間貼在小腹部上，可以快速緩解痛

*註：帶脈為「奇經八脈」之一，指的是位於腰腹之間（游泳圈）、人體唯一橫向運行的脈絡。

經。同樣，也可以用來保暖腰腹部，如果皮膚容易過敏可以隔著衣物。

無論用熱水袋還是暖暖包都是用物理加熱的方式進行保暖，是治標不治本。

在腰背部有一對溫陽取暖的大穴稱為腰眼穴。腰眼穴位於腰部第四腰椎棘突左右三～四寸的凹陷處，屬於「帶脈」環繞腰部的範圍之中，與腎臟的體表定位相對應。腎喜溫惡寒，常按摩腰眼處，能溫陽散寒、暢達氣血。

搓熱雙手之後，將手心貼在兩側的腰眼穴上溫熱此穴，連續操作五～八次。產生暖暖的感覺之後，雙手握拳，將拳頭實實地放在腰眼，然後貼著肌膚做旋轉攪動的動作，連續操作三十～五十次，以腰痠脹為宜。

每次做完可以感覺到全身氣血通暢，腰腹部溫暖適宜，特別是腰眼穴的部位會有微微汗出的暢快淋漓感。

透過這個方法，能讓氣血暢通，既能化瘀排毒，還能補腎益氣。

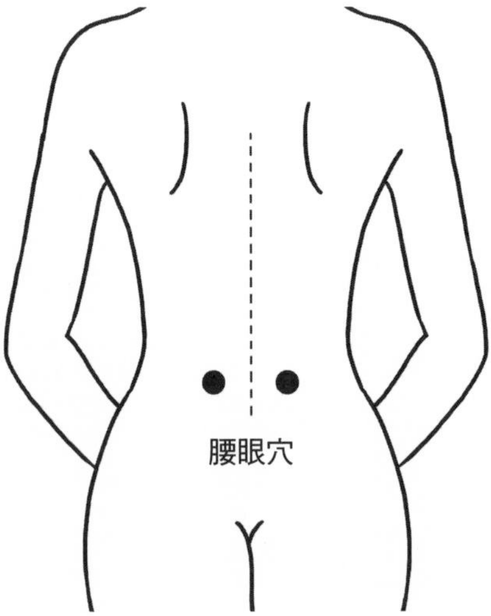

敲打帶脈，甩掉「游泳圈」

許多三十歲以上的女性，無論是否生過小孩，肚子上都有了一圈肉。

其實「游泳圈」的出現主要和生活節奏、飲食習慣有關。

除了少吃肥甘厚膩的食物、少喝酒、多運動，還可進行拍打帶脈的按摩法。

上班時經常一整天坐在椅子上，除了上廁所，其他大部分時間都是蜷縮著肚子，就會造成帶脈氣血的瘀滯，腰腹部脂肪堆積、排泄不暢，於是就出現了「游泳圈」。所以拍打帶脈，讓帶脈氣血運行通暢，對腰部減肥有很好的效果。

首先將雙手在腰部周圍一圈順著帶脈循行拍打，動作要柔和，力度適中，以出現清脆的「啪啪」響聲為宜，拍打三百～五百下，直到帶脈周圍一圈發紅發熱為止。

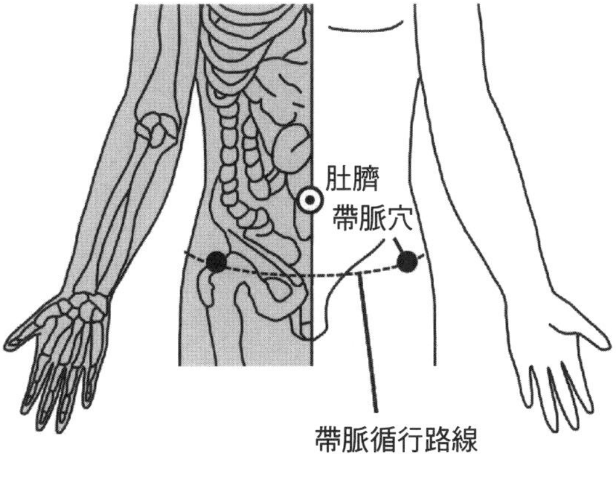

找到腰部兩側的帶脈穴，以肚臍為中心劃一橫線，以腋下為起點劃一條分隔號，兩條線交點就是帶脈穴。雙手握拳，同時拍打帶脈穴，拍打二百下左右，會感覺腰腹部有灼熱感。每天做數次，睡覺前拍打一次，效果更加明顯。

食補美白

每個人的膚質都不同，有些女性的皮膚特別敏感，不管是撐傘或帶帽子遮陽都不管用，皮膚容易曬黑。

其實皮膚被曬黑主要是由於在太陽光紫外線的作用下，位於皮膚基底層的黑色素細胞被啟動，在黑色素細胞中的色素顆粒會合成黑色素體，並且產生大量的黑色素蛋白，當黑色素蛋白轉移到角質層細胞，沉澱的越多，膚色就越黑。

曬黑的皮膚要如何變白？剛才提到黑色素蛋白在皮膚變黑的過程中起了重要的作用，所以一些能夠分解黑色素蛋白的食物，或抑制黑色素蛋白形成的食物都能改善暗淡的皮膚。

自古以來，燕窩是女人的美容佳品，具有美白養顏的功效，但是好的燕窩價格不夠「親民」，所以不推薦這項食品。

而既好用又親民的美白偏方就是奶湯燉白蘿蔔，它有非常強效的美白作用，做法簡單又經濟實惠。

牛奶本身就是高級的蛋白質，富含人體所需的各種脂肪、維生素、礦物質，最主要是其特有的維生素B，能夠滋潤皮膚。現在很多護膚品中都含有這種維生素，可以使皮膚潤滑柔軟，白皙光澤，防止皮膚出現皸裂、褶皺，起到護膚美容的效果，而且牛奶中的優質蛋白質可以促進人體的新陳代謝，可以防止青春痘、雀斑的形成。

白蘿蔔味辛性溫，中醫認為可「利五臟，令人白淨肌肉」，是一種常見的蔬菜，生食熟食均可，具有促進消化，增強食慾，加快胃腸蠕動的作用。白蘿蔔所含豐富的維生素C是抗氧化劑，能抑制黑色素合成，阻止脂肪氧化，防止脂褐質沉積。因此，常吃白蘿蔔可使皮膚白淨細膩。

☀奶湯燉白蘿蔔

【食　材】白蘿蔔一根、牛奶五〇〇公克、蔥、薑、蒜適量。

【製作方法】將白蘿蔔去皮洗乾淨，切成厚實的大塊狀，放入鍋中用油炒一遍，去除生腥味。在鍋中加入少量清水，放入炒好的白蘿蔔，加蔥薑蒜燉煮。水燒開後倒入牛奶，讓牛奶淹沒白蘿蔔塊，然後蓋上鍋蓋，小火燉煮。當白蘿蔔有些糜爛狀即可加入少許食鹽調味，出鍋即可食用。

【注意事項】 此湯有美白效果，還能改善消化、幫助排毒。但乳糖不耐症者不可飲用，容易出現腹瀉等不適的症狀。

叩齒咽津，可以滋陰養顏抗衰老

「男子養精，女子養津」這句話點出了女性體質屬陰的特點，需要津液的濡養，這和女性生理特性密切相關。前面說過，女性以血為重，血液在女性一生中扮演著非常重要的角色，而津液是血液的重要組成部分，與營氣一起共同流注於血脈之中，循環運行於全身，發揮著滋潤濡養的作用。

津液的滋潤濡養功效主要取決於津液中含有大量的水分和營養物質，從五臟六腑到皮膚毛髮無不需要津液的滋潤濡養。有些女性在三十歲之後皮膚變得乾燥，衰老得過快，主要就是因為津液虛耗過度造成的。

津液是對人體非常有益的物質，而且要通過新陳代謝才會產生出一些精微物質，但一旦生活習慣不好，平時也不注重養生，很容易就消耗掉這些寶貴的津液。

在冬天，因為天氣寒冷，多數人會開暖氣。開暖氣雖然可以保暖，但是每天晨起的時候就會出現口乾舌燥的現象，甚至會出現膚癢、便祕等嚴重的症狀。

如是開空調吹出來的熱風，會消耗大量津液。津液最怕「火」，所以中醫中有「煉津灼液」一說。現在有些屋內的暖氣開得太強，相當於把人體放在爐子上拿火烤，一天兩天沒覺得有什麼不適，長時間的煎熬就會導致津液枯竭。

這時可用「叩齒咽津」法養津液。刷牙漱口完後，微微閉上口唇，然後慢慢地相互叩擊上下門牙，心中數到三十六後即可結束，接著用舌頭在口腔內攪動，先上後下，先內後外，攪動數次，可按摩齒齦，加速牙齦部的供血。最後舌尖抵住上齶，這時候口腔內會聚集大量唾液，可分成小口，多次咽下。

透過此法可以滋生津液，使津液在體內迅速的循環流動，起到滋養濡潤的效果，具有滋陰養顏抗衰老的作用。

皮膚乾燥，用麥冬、烏梅來養陰

一到秋冬，許多女性都會有皮膚乾燥的情形。皮膚乾燥最顯著的症狀就是發癢，有位患者一到冬季就全身癢得受不了，特別是在小腿肚和大腿內側等部位。到了春天，隨著天氣逐漸變暖，這種症狀就消失了。去醫院檢查也沒個結果，其實這就是典型的皮膚乾燥，嚴格說來不是皮膚疾病。

但是皮膚乾燥也會帶來一些問題，比如常見的症狀就是脫皮，皮膚如果缺少津液的濡養，就像田地失去了水分的滋潤，土地會變得乾涸開裂。有些時候會聽到很多女性說：「這段時間乾得很，嘴唇都脫皮了。」

其實，這就是皮膚乾燥向人體發出的信號，還有一些人在手指和腳趾之間出現乾裂，因為這些地方基本上都是人體易出汗的部位，突然的乾燥環境會導致這些地方的皮膚極度不適應，先出現一些濾泡，然後慢慢乾裂脫皮。

塗抹一些保濕、潤膚的護膚品雖然也能起到一定的效果，可是卻改善不了身體裡缺乏津液的問題，所以最好的方法還是通過食療從內調理。在這裡推薦一個食療小方子，就是**麥冬**

烏梅茶。

女性們可以在上班時泡一杯麥冬烏梅茶。水溫較高時，可以用來薰蒸面部；待溫度降低後飲用，能夠生津止渴，養陰潤燥，解決皮膚乾燥的問題。

麥冬本身就是中藥的一種，泡水時，有效成分緩緩稀出，可避免藥力太強，出現相反的作用，防止養陰太過而傷陽。在《本草分經》中就有記載：「麥冬甘，微苦、微寒。潤肺清心、瀉熱生津、化痰止嘔、治嗽行水」。善於清養肺胃之陰，亦可清心經之熱，本身就具有生津止渴、養陰潤燥的功效。

烏梅味酸，與麥冬相配，正好體現了中醫說的「酸甘化陰」，而且烏梅有開胃生津的效果，兩者同用可以化生陰液以滋陰，增強了養陰潤燥、生津止渴的功效。

☀冬烏梅茶

【食　　材】麥冬十公克、烏梅兩顆

【製作方法】先將麥冬用沸水沖泡一分鐘。接著取出麥冬，這相當於先把麥冬清洗一遍，去除表面的雜質。然後用麥冬泡一整杯水，放入兩顆烏梅，蓋上杯蓋，靜置五分鐘即可開蓋飲用。此茶飲會有淡淡的甘甜和酸味，不但能夠養陰潤燥，緩解皮膚乾燥，還有提神醒腦的功效。

【注意事項】不過麥冬雖好，但不宜多用。因為麥冬味甘黏膩，易留濕邪，濕邪困脾證，有因脾虛運化失職引起病症的人，不宜使用。在臨床上也會對患者稍加辨證，例如對於痰多口淡、胃口欠佳、伴有泄瀉的女性也會斟酌應用。

長皺紋是因為津液不夠滋潤

從醫學上講，皺紋的形成和表皮細胞的衰老有密切的關聯。隨著年齡的增長，身體的新陳代謝變緩，細胞活性大大降低，細胞增生的速度放緩，新生速度再也無法代償細胞衰老的速度，就會出現皮膚皺褶的現象。

其次是因為皮膚表面的油脂分泌不足，造成皮膚乾燥破損，產生皺紋。之前提到過，痘痘的形成和油脂分泌有關，有些人為了制止痘痘生長會用去油的清潔用品清洗皮膚。但是這樣做痘痘不一定能消除，還會產生新的問題。油脂對人體的皮膚有滋潤保護作用，如果油脂不足，就會造成皮膚粗糙乾燥，導致生出皺紋。

說到保濕，建議可以用一點凡士林來抹臉，因為凡士林溫和無刺激，在醫學臨床上一直被用來當成潤滑劑，相當於給皮膚抹上一層薄薄的油脂，不但有溫潤的功效，還能使皮膚光滑細膩。

皮膚出現皺紋還和細胞的水分有關。皮膚的角質層可以從體外吸收水分，讓皮膚處於一定的濕度。皮膚的濕度保持在十%～二十%是最佳狀態，如果低於十%，皮膚就會顯得粗糙鬆弛，久而久之就會形成皺紋。

皺紋的形成和油脂、水分都大有關係，在中醫中，水分和油脂同屬於人體的津液，實際上皺紋的形成也是因為缺少津液濡潤作用，所以可以從補充津液入手，以預防皺紋的出現。

補充津液的食療方，首推物美價廉的**銀耳雪梨羹**。銀耳雪梨羹具有滋潤皮膚的功效，從古到今一直被當成護膚的佳品，早在明代就被宮廷中的女子當成養顏佳品爭相食用。

銀耳本身富有天然植物性膠質，加上它的滋陰作用，長期服用可以潤膚，並有祛除臉部皺紋的功效；梨中的果膠含量很高，有助消化、通利大便，有利排出身體毒素。而排出毒素後臉蛋也會變乾淨。

☀銀耳雪梨羹

【食　　材】銀耳三朵、雪梨一個、冰糖少許、紅棗五顆。

【製作方法】將銀耳洗淨切成小朵泡發，雪梨去皮切成小塊狀，一同放入鍋中燉煮，水稍微淹過食材即可；加入冰糖和紅棗，小火慢燉三十分鐘，持續用勺子在鍋中攪拌，讓水分充分蒸發，把湯汁收濃，呈一定的黏液狀最佳。

凡是潤肺的食物都能潤膚養髮

肺在中醫中稱為「華蓋」，主皮毛，人體的皮毛依賴於肺的精氣以滋養和溫煦，皮毛的散氣與汗孔的開闔也與肺的宣發肅降功能密切相關。

所以身體裡肺氣的充沛與否，也就關係到皮膚的光滑細膩。肺和皮毛兩者之間相互作用，相互聯繫。當身體受到寒邪侵襲，皮毛首先受寒，會出現一些發燒、咳嗽、流鼻涕等感冒的症狀；當肺部受到感染，也會表現出怕冷、潮熱盜汗等皮毛的症狀。

有些女性頭髮萎黃稀疏，皮膚黯淡，沒有光澤，其實也是由肺氣虛衰、宣發肅降功能失司導致，如果肺氣充足，皮膚就滋潤光澤，富有彈性。

所以要想皮膚好，除了補充津液，也可以從肺論治。我曾看診過一名患者，她整個人憔悴不堪，特別是臉色，看起來晦暗，而且眉頭緊鎖。她一進診室就整個人蜷縮在椅子上，除了這些症狀之外，她還有個典型的症狀就是怕冷。當時是夏季，診室裡開了空調，所以她進來的時候不自主地穿上了外套，說是怕風，只要一吹風，全身就發抖。

這就是典型的肺氣虛症狀。肺的宣發肅降功能失調，衛氣不固，導致汗孔開闔失司，不能抵禦風邪。皮毛失去肺精氣的滋潤濡養，出現了不正常的膚色和表現。

當時我除了開以玉屏風散為主的方子，還有一個潤肺理氣的小偏方——**百合煮花生**。

百合在中藥中具有補肺潤肺的作用，是用來潤肺的常用藥物。清代醫家吳儀洛曾經指出：「久嗽之人，肺氣必虛，虛則宜斂，百合之甘斂，甚於五味之酸收也。」尤其是肺虛乾咳久咳，最宜服食。說的就是百合治療肺虛的功效之最。

百合的吃法有很多種，用來補肺養肺的時候最適合和花生一同煮食。花生性平、味甘，善補肺氣，又能潤肺，《滇南本草圖說》中記載：「花生補中益氣，鹽水煮食養肺。」兩者同用，潤中有養，養中有潤，對於肺氣虛衰導致的皮膚萎黃有很好的療效。

這位患者食中藥兩週後，怕冷的症狀改善許多。我讓她停用了藥物治療，輔以飲食療法，每天食用一碗百合煮花生，一個月後，她的症狀全都消失了，而且皮膚也變得光澤、富有彈性了。

點捶血海穴，袪斑有奇效

女性們對臉上的斑點都會比較在意，特別是三十歲左右，生完孩子之後，臉上或多或少會出現一些色素沉澱，從西醫的角度解釋，一般會認為和女性內分泌的變化有關。

從中醫的角度來說，人體上出現的斑點，大多數的顏色和血液凝固時的顏色差不多，呈深褐色，說明是體內氣血妄行，外溢肌膚腠理而形成。簡而言之，就是血瘀在皮膚上的表現。所以在治療時要從調血化瘀入手，除了食療，也可時時刺激一下血海穴。

說到血海穴，光聽名字就知道和體內血液有很大關係，血海穴是足太陰脾經上的腧

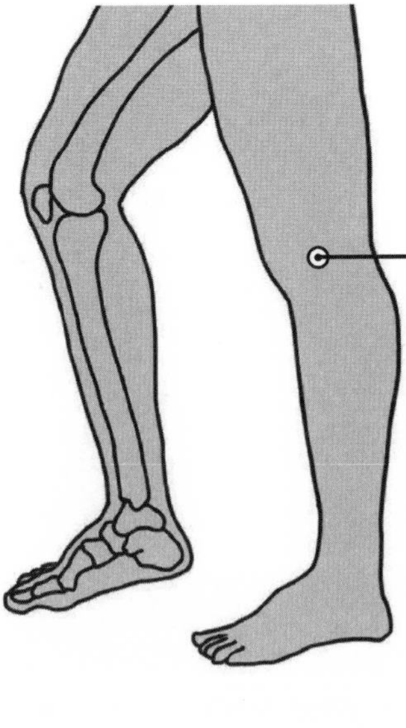

穴，「血」是指受熱變成的紅色液體，「海」形容的就是血液奔騰運行如大海狀。脾又主統血，足太陰脾經所生之血彙聚於此。所以按摩此穴有化血為氣，運化脾血的功效，對血溢肌表而形成的斑點有較好的療效。血海穴位於股前區，髕底內側端上二寸，股內側肌隆起處，在股骨內上髁上緣，股內側肌中間。

按摩血海穴時先盤腿打坐，然後將拇指和其餘四指分開，虎口貼著大腿的肌肉，從腿根一直推到膝蓋內側，再從膝蓋推到腳踝最高點。這個動作是疏通足太陰脾經。通過這種推行方將雙腿推得微微發熱，然後雙手握拳，在兩側的血海穴處上下輕微捶擊，力度無須太大，每天三十分鐘左右，就會有效果。

申時按摩膀胱經，排出毒素一身輕

人體自身就是個巨大的清潔系統，具有很多的排毒臟器，例如腎臟、肝臟等，都有解毒的功效，平時代謝的一些廢物，可以通過自身的清潔作用，排出體外。

一般來說，排毒有三條途徑：首先，泌尿系統通過尿液排出體內的毒素；其次，消化系統通過糞便的形成排出體內的毒素；最後，毛孔通過體液的排泄排出毒素。

膀胱經是十二經脈中穴位最多的一條經脈，共有六十七個之多，而且膀胱經的循行部位主要在人體的後背和大腿後側。中醫裡把膀胱經比喻成人體的柵欄，是抵禦外界侵襲的重要屏障。

同時膀胱經是人體最大的一個排毒通道，和尿液、體液這兩條途徑密切相關，人體大約七十%的代謝廢物和毒素都通過膀胱經的作用排出，再加上五臟六腑在體表的反應點基本都在背部的膀胱經上，所以膀胱經和體內的臟腑關係也最為密切。也就是說，膀胱經相當於身體的排汙管道，通過刺激膀胱經，可以調動膀胱經氣血運行，有效排出體內的毒素。

中醫講究整體觀念，指的是天時、地

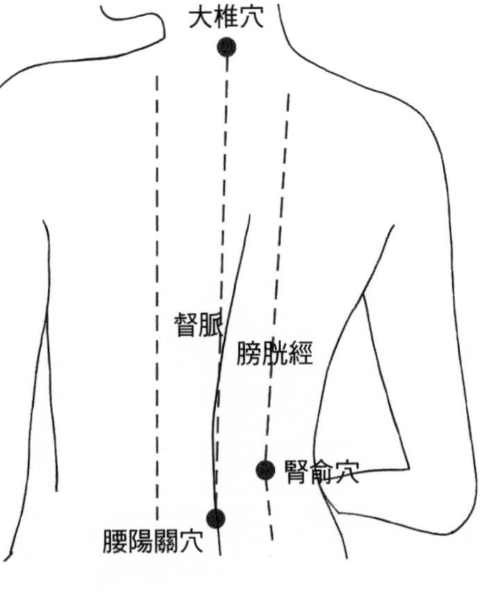

利、人和。申時相當於下午三點整至五點整，周身氣血流經膀胱，是膀胱經當令的時機，所以在申時按摩膀胱經最合適。

推薦用刮痧板刮膀胱經，因為要按摩的部位位於脊柱的兩側，背部的肌肉比較厚實，所以用刮痧板可以增強刺激的力度。

施術者須在患者背部，順著膀胱經從上到下刮動，到特殊的位置（腎俞穴等）特意停頓一下，用力向下按壓。刮動的力度不宜太大，次數也不要太多，以皮膚出現紅潤為宜，按壓特定位置以出現微微的疼痛為佳，每次按壓十次左右，每天三～五次。

隨著不斷按摩，會感覺到有一股熱流從背部往下竄動到腰部，腰部也出現溫熱的感覺，這就是膀胱經的氣血被調動起來運行周身。

按揉睛明穴，告別黑眼圈

對付黑眼圈最好的辦法就是睡一覺，但是迫於學業和生活的壓力，這已經成為奢望。眼睛保健操可以調整眼部及頭部的血液循環，調節肌肉，改善眼睛疲勞。其中，按揉睛明穴又是重中之重。

睛明穴是足太陽膀胱經上的腧穴，又是手太陽小腸經、足太陽膀胱經、足陽明胃經、陰蹺脈、陽蹺脈五脈交會穴。足太陽膀胱經的氣血在此穴處所出，是濕潤眼睛液體的重要來源。所以此穴有泄熱明目、祛風通絡的功效，有預防治療黑眼圈的作用。

先在雙眼下方找到睛明穴的準確位置，然後用雙手拇指指腹抵住睛明穴，其他四指散開彎曲如弓狀，支在前額上，按揉面不要太大，閉上雙眼，有節奏地上下按壓穴位，每拍一次，做八個八拍。

黑眼圈其實就是眼圈周圍的血液運行不暢導致了瘀滯，按揉睛明穴有化瘀通絡的作用，自然就能消除黑眼圈。

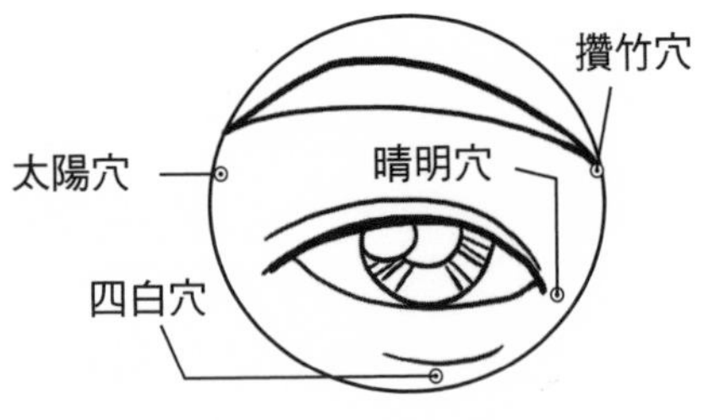

第五章

養婦科，呵護女人的祕密花園

婦科往往是最讓女性感到苦惱的問題。其實婦科和身體其他健康問題一樣，關鍵在於日常的呵護和調養。守護好卵巢和子宮的健康，不僅婦科疾病會繞道而行，更能夠延緩女人的衰老。

卵巢與雌激素是美麗源泉

想要長久美麗，依靠的是卵巢分泌的雌激素。西方醫學研究發現，雌激素是由卵巢分泌的一種女性荷爾蒙，它的數量非常少，在大腦高級中樞的調控之下，通過**下視丘—垂體—卵巢**這個三級結構來有效控制女性發育、月經和性功能的運行。這三級結構相互制約、相互影響，也就是說，從大腦到卵巢之間的任何一個環節發生障礙，都可破壞平衡、導致雌激素分泌的紊亂。

現代女性卵巢功能早衰的情況越來越多，嚴重影響到身心健康。因此，卵巢保養格外重要。雌激素主要來源於卵巢，雌激素分泌不足不僅會影響月經，還會使卵巢早衰。

一般來說，女性到了三十五歲以後，大約有七十%的人雌激素過低。雌激素過低通常多見於生完孩子後或是流產後的女性，一般症狀主要表現為月經量少，月經週期較長，甚至會出現閉經。因此調節雌激素的分泌，對於女性來說非常重要。

如果只是出現心煩易怒、皮膚晦暗、白帶減少等較輕的雌激素低下症狀，可以通過食療的方法保養卵巢，促進分泌雌激素。

一般會建議雌激素不足的女性多食用蜂王漿，因為蜂王漿中含有微量雌激素。不僅如此，鮮蜂王漿還含有多種扶正固本、無毒副作用、效果持久的天然珍稀成分，其中大量的胺基酸、維生素和微量元素能補充人體營養，滿足生理需要。

當然，要保持健康的體魄和美麗的容顏，除了飲食的調理，也應該從心理、生活規律、維持理想體重、充足的睡眠、緩解生活壓力，以及適量的運動等方面著手和注意。

如果有視力下降、外陰萎縮、內臟下垂等症狀，可能也是由於內分泌不足所引起，建議進行雌激素檢查，根據醫囑選擇合適的藥物調節卵巢的雌激素分泌，因為女性雌激素如果過量也可能會引起子宮內膜癌變。

如何補雌激素是熱門研究項目，早前流行的口服雌激素由於受到胃酸、腸道微生物和肝臟等因素的影響，補充效果並不是很明顯。這一章主要為大家介紹一些通俗易懂、簡單易行的方法。

解決經期問題從調理卵巢開始

最常見的婦科疾病就是經期問題，女性或多或少都遇過月經異常，嚴重者伴隨一生。有人把月經稱為女性身體健康的「晴雨錶」，在中醫古籍中就有記載：「凡看婦人病，入門先問經。」

月經出現不規律的情況，很多時候是和卵巢的健康息息相關。當卵巢開始早衰，就會出現月經不調的各種症狀。從西方醫學上講，月經和身體內的雌激素關係密不可分，雌激素是由卵巢所分泌，所以月經的問題與卵巢有關係。

首先，可以透過食療慢慢調理卵巢。不知道讀者是否聽過豬腳可以美顏的說法，因為豬腳中含有大量的膠原蛋白，這相當於一層濃郁的保護膜，可以有效保護卵巢。

☀豬腳花生煲

【食　材】紅皮花生米二〇〇公克、紅棗十顆、蓮子肉二五〇克、豬腳一個、鹽適量。

【製作方法】先將豬腳用開水汆燙一次，用小刀在豬腳表面刮動，去除表面的髒東西，接著剁成小塊，放入鍋中；加入清水，淹過豬腳，放入蔥、薑、蒜去腥，小火慢燉二個小時左右。將花生米、紅棗、蓮子放入，繼續同煮半小時，最後加入少量的食鹽調味即可食用。

其次，卵巢的問題都會表現在經期間，可以反其道而行，在經期進行調節，反過來保養卵巢。

中醫認為，在月經不同的週期階段，體內的陰陽氣血都處於不同的狀態。月經來潮時，是整個經期中陽氣最旺盛的時候，屬於「陽長」，這時候一定要以溫陽為主，保持小腹的溫暖，例如可以用熱水袋等物品放在小腹部。

經期中段處於大量失血的狀態，需要以補血為主，例如喝當歸紅棗湯。這時千萬不可再運用溫陽的方法，因為溫陽會加速血液的流動運行，造成經血流失過多，只有宮寒的人才需要溫陽。

在經期後段，一般以陰長為主，應當靜養陰血，食物上以清淡滋養為主，平心靜氣地等待月經期結束。按照女性經期的自然規律來調養，可以使卵巢發揮正常功能，疏泄有度則能長盛不衰。

觀察身體變化防卵巢早衰

卵巢早衰多見於三十～三十五歲左右的女性，且多數患者都是卵巢早衰發展成為疾病（例如不孕症）時才去看醫生，這時治療難度提高許多。患者經常是因為長時間的閉經來醫院就診，但很多女性閉經時間如果超過了一年，自然懷孕的幾率就會大幅降低，甚至連十％都不到。如果能夠及早發現這些敏感的信號，就能夠及早治療。

要在初期階段就發現早衰現象，就要從卵巢的病理生理特點入手。卵巢早衰的病理生理變化：卵泡的枯竭加速，卵泡的數量儲備不足，雌激素分泌減少，導致優勢卵泡發育不良，無法形成成熟的卵泡。

既然和卵巢早衰有密切相關的是雌激素的變化，肯定會通過雌激素在身體上發生一定的變化。眾所周知，雌激素對女性有很大的作用，例如維持女性第二性徵、促進女性均勻豐滿的皮下脂肪分布、產生性慾等。所以卵巢早衰出現的早期信號就比較明顯，大多數女性患者最早期的變化是性生活不和諧。在進行性生活時會感覺陰道乾澀，分泌物減少，摩擦力增大，甚至產生性交痛，之後會漸漸發展成性慾低下和月經紊亂。

卵巢早衰需要中西醫結合治療，若及早發現，一般都可以改善。

卵巢保養要順應體質

保養卵巢要遵循兩個原則，就是順應自身的體質和卵巢的週期變化。

保養卵巢最好的方法就是中醫養生，因為中醫的三大理念之一就是「**整體觀念**」，講究天人合一，因人、因地、因時。不同女性要選擇不同的養生方法，每個女性都有自己一套特有的養生法。

中醫裡，把人的體質分成陰、陽、寒、熱、虛、實，其實這些體質並非絕對，每個人身上都有，只是偏向某一方向而已。例如滿臉青春痘的一般屬於熱性體質，成天抱著熱水袋的就是偏寒性體質，四肢粗壯的運動員一般就屬於實性體質。

保養卵巢首先要分清楚體質，這樣才能制訂合適的保養方法，達到事半功倍的效果。

我曾經碰過因體質變化而延誤病情的病例。這位患者一開始身體是偏熱性，在調理卵巢早衰時，方子上的藥偏一點苦寒，所以相對對症。但後來她的體質已經變得平和，這時就不能再用苦寒的藥物，但她還是按照老方子抓藥，結果脾胃出現了不適的症狀，前功盡棄。

我重新給這位患者開了方子，用了溫陽暖宮的方子加減，並且加了一些補充元氣的藥物，如黃芪。服用一段時間後，再根據複診時的狀況調整了方子。

用藥要隨著身體狀況做調整，否則很有可能得到反效果。

子宮是女人的第二張臉

中醫經常講「五臟」，指的是肝、心、脾、肺、腎。如果五臟不健康，身體一定會有影響。但是女性還有一個特別重要的器官——子宮。子宮是女人的第二張臉，它在女性一生中的作用，不亞於其他五臟。

大多數人都認為子宮的主要功能就是孕育胎兒，但子宮除了具有月經、生育、內分泌功能，還有其他強大的功能，能保護女性身體的健康。

首先要說的是子宮的「自淨」作用，每月一次的月經相當於是每月一次對陰道的清洗，將生殖器內的一些代謝廢物和細菌等有害物質排出體外，讓身體免受感染的風險。

其次，子宮能維持內分泌平衡。子宮能分泌多種荷爾蒙，例如泌乳素、上皮生長因數、內皮素等，參與女性的內分泌功能，起到不可替代的作用，防止因內分泌紊亂所引起的其他疾病。

再者，子宮可以促進女性造血系統的活躍。每月一次的月經是身體新陳代謝的一部分，有利於更新血液系統和排出有毒物質。

最後是子宮對卵巢的保護作用。前面的章節介紹了關於卵巢早衰的各種危害，卵巢的供血有五十%～七十%與子宮密切相關。如果卵巢失去了子宮的支撐作用，血液循環會受到嚴重的影響，大大降低卵巢的內分泌功能，甚至導致卵巢衰竭，對女性的健康非常不利。

子宮和其他臟器一樣對身體非常重要，都需要小心呵護。子宮通過陰道和外界相互聯繫，最容易受到寒邪侵襲，所以就有了一個大家常聽說的名詞——「宮寒」。下一節就講解「宮寒」對身體的影響。

「宮寒」不只是讓女人不孕

說到「宮寒」，大多數的人第一反應是不孕。的確，在中醫裡遇到的不孕女性患者，大多數都是由「宮寒」造成，但是「宮寒」不僅僅會導致不孕，還會引起其他婦科疾病。

中醫中所指的「子宮」和西醫中的「子宮」概念不一樣，範圍要更廣一些，包括子宮、卵巢等。「宮寒」出現的原因大部分都是因為女性自身的體質所決定，有些女性本身就是虛寒體質，平日裡就怕冷，手足很容易出現發涼的症狀，體內陽氣極其缺乏，因此容易導致「宮寒」。另外，現在有些人的生活習慣特別不好，喜歡在寒冷的冬季穿短裙，或穿著過於單薄，而且為了貪圖涼爽，經常吃一些冰品，這樣很容易會導致寒邪侵入身體，這類「宮寒」完全是自己「產生」出來的。

「宮寒」除了會造成不孕，還會導致月經異常，因為「寒則氣凝，血行不暢」，容易造成月經的不規律，經期不固定。這類「宮寒」是先天性體質導致的，治療的效果就非常緩慢。不但得用上醫療手段，還要患者積極配合。

無論是先天性還是後天失養所致的「宮寒」，都可以通過改變生活方式，運用中醫養生的「暖宮」大法，逐步改變子宮的生活環境，使身體恢復正常狀態。下面介紹幾種常用的臨床「暖宮」保健方法給大家。

首先要介紹「暖宮操」。先平躺在床，閉上雙眼，用鼻子吸氣，大嘴張開吐氣，呼吸吐納五分鐘左右，放鬆身心。然後起身，雙膝自然分開，跪在床上，身體儘量向前傾斜，腰部要伸直，同時胸腹部儘量貼近床面，保持五分鐘左右。最後將口閉上，採用腹式呼吸的動作，做提肛的運動，大概三分鐘過後，會明顯感覺到腹部的子宮隨著身體一起做收縮運動。

每天可以做兩次，早晚各一次，效果最佳。

其次是物理升溫。子宮位於人體的盆腔中，最靠近腰腹部，所以可以利用外界加溫的方式提升子宮的溫度。例如在冬季的時候注意腰腹部的保暖，不要穿露肚臍的衣服，少吃生冷食物。還可以在恥骨聯合（肚臍往下第一處摸到的骨頭）上緣用熱水袋進行熱敷，以舒緩不適的症狀。

但是這種方法治標不治本，雖然能夠有效地緩解症狀，但是對於改變「宮寒」的本質作用不大，下節就介紹一些暖宮的實用小妙招。

「暖宮」妙法——多按陽池穴

說到「宮寒」，除了自身調理以外，並沒有什麼立竿見影的治療方法，臨床上藥物治療療效也不理想。不過中醫有些特殊診療手法具有一定的療效，可以有效緩解症狀。

寒冷是由陽虛引起，按摩陽池穴就可達到暖宮的效果。「陽」指的是陽氣的意思，「池」指的是彙聚的場所。陽池穴是手少陽三焦經上的腧穴，統領全身上、中、下三焦的陽氣。中渚穴傳來的弱小水濕之氣，至陽池穴後，與外部的熱量相融合，水濕之氣吸熱轉化為陽熱之氣，是產生陽氣的地方。

陽池穴有產生陽氣，溝通表裡的功效，是「暖宮」的最佳選擇。陽池穴位於手背的手腕上，把手背往上翹，在手背上會出現幾條皺褶，在靠手背邊緣的皺褶處上按壓，中心點處會有一個疼痛點，這個點就是陽池穴。

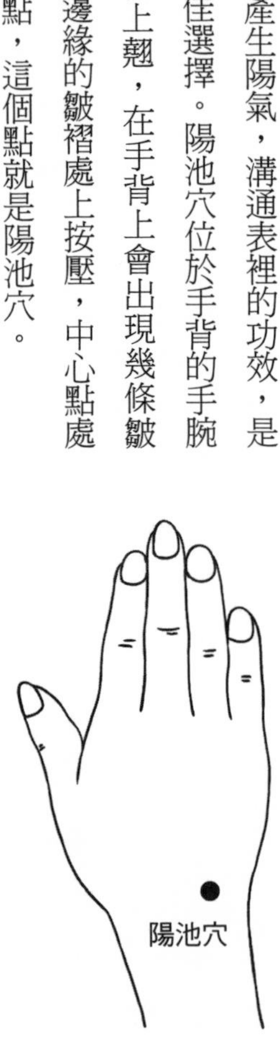

按摩陽池穴前，先洗淨雙手，用雙手將手臂搓熱，達到微微發燙的程度，用暖爐對著陽池穴，並且在陽池穴上放上一片黑附片（加工炮製為鹽附子），用拇指按著。再點燃艾條，在暖爐的照射下艾灸陽池穴。

艾灸的同時手腕做彎曲動作，活動幅度不要太大。每次艾灸十分鐘左右就換側進行，每天晚上睡覺前進行一次，平時也可以透過按摩來增強療效。

如果不方便艾灸，平時也可以多按摩陽池這個穴位，每次按摩到微微發熱即可。久而久之，身體的經絡暢通，陽氣激發出來，宮寒的症狀就會逐漸減輕甚至完全消除。

舒緩痛經，手掌緊握按壓曲泉穴

痛經想必是許多女性的惡夢。比較輕微的痛經就是月經的起初幾天，熱敷、臥床休息就可緩解，嚴重者則臉色蒼白，需要臥床休息一天。

緩解痛經的方法有很多種，其中要推薦曲泉穴。

痛經一般是由於氣滯血瘀引起的，在中醫裡稱為「不通則痛」，與肝腎相關，而足厥陰肝經的循行繞陰器，至小腹，挾胃兩旁，所以痛經和足厥陰肝經密切相關。

屈膝，在膝關節內側，大腿和小腿連接皺褶盡頭的凹陷處便是曲泉穴。

平時上班坐在椅子上，可以將雙手平放在自己的大腿上，虎口張開向前，用拇指指腹對準曲泉穴，雙手手掌緊握，一張一弛有節律的

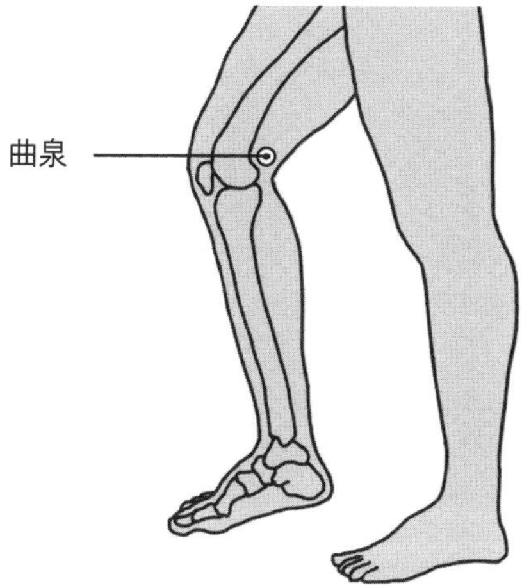

拿捏大腿肌肉。

拿捏的時候要儘量多抓起肌肉，幅度要大，拇指指腹按壓的力度要重，每次十分鐘左右，隨著拿捏的起伏，下肢會腫脹跟放鬆的感覺交替。每天一次，在月經前後可以增加次數，經期時要停止按摩。

如果有痛經的情況，除了通過食療來改善宮寒，也可以用這套按摩法來改善。

經期不要犯的三個錯誤

經期是身體最敏感的時期。在這個階段，身體抵抗力明顯下降，荷爾蒙變化明顯，導致情緒不穩。

所以在經期的養護必不可少，特別是在飲食、作息、生理用品上需要謹慎。

☀吃寒冷食物：加重宮寒

這點最重要。在月經期間，本身就容易受到寒涼的刺激，導致胃腸道受損，如果再食用涼性食物，像是涼菜、冷凍食品、冰甜點，或是寒性食材，都會對經期造成影響。輕微會導致經行腹痛，嚴重的會導致閉經。

☀定時更換生理用品：防止細菌感染

有些人會覺得經血量不多，因此超過三小時都不更換，這樣容易引起婦科炎症，嚴重的甚至會發生盆腔感染。

現在市面上除了有片狀衛生棉，還有棉條及月亮杯等等，不管使用哪種，都要注意清潔衛生，防止陰道感染。

☀經期性生活：婦科疾病

這點需要特別強調，從古至今，經期都是性生活的禁區，無論經期初期還是末期，但是現在很多人都喜歡冒險嘗試，還美其名曰：「合理避孕。」

其實女性在月經期間，子宮內膜脫落，有一定的創傷面，這時候進行性生活是最容易造成婦科感染性疾病，而且精液的組成成分最主要的是前列腺液。前列腺液中含有大量的前列腺素，前列腺素具有促進子宮收縮的作用，很容易造成月經量過多，導致出現崩漏等症狀。

乳房出現這三個信號，及早防治保健康

乳房是雌性的第二性徵之一，長在人體的表面，通過乳頭的腺管和外界相通，不像其他臟器被肌肉和骨骼包裹著，只要掌握對的方法，自己就可以發現乳房是否出現問題。

臨床上經常說乳房的三大症狀有——乳房疼痛、乳房腫塊和乳頭有分泌物。

乳房疼痛是常見的乳房症狀，分為脹痛、刺痛、燒灼痛等，如果出現週期性的脹痛，例如月經前乳房脹痛、哺乳期脹痛等，這些都是正常的生理現象。

乳房腫塊一般能夠摸得出來，想要及早發現腫塊，必須採用正確的手法。先用右手觸摸右側的乳房，四指併攏，手指微彎，從外下方開始，輕輕觸按，然後沿著乳頭外緣，按照外下方、內下方、內上方、外上方的順序觸摸，可以循環多按幾次，就可以發現乳房較小的腫塊。左側乳房則用左手以同樣的方法檢查。

乳房腫塊大部分都是良性的增生、纖維瘤或脂肪瘤，只有少部分是惡性腫瘤引起。

☀乳頭

乳頭分泌物分為生理性和病理性，例如生理期、哺乳期、性生活前後出現少量的分泌物，這都是正常的生理現象，是身體荷爾蒙變化引起。這裡要強調的是血色分泌物，這可能是乳腺癌的徵兆。

乳房疾病在預後方面有一個特點，早期發現早期治療都能取得良好的療效，就算是乳腺癌，也不會像其他惡性腫瘤，發現就相當於「判了死刑」，乳腺癌如果發現得及時，早期通過手術治療，可以像正常人一樣長期生存。

以上三個症狀就是需要注意的地方，是早期發現乳房疾病的金指標。

乳腺增生用中醫調理

乳腺增生是常見的女性乳房疾病，好發於三十歲以上女性。從西醫觀點來說，乳腺增生和女性體內的荷爾蒙以及內分泌失調密切相關。

乳腺增生的症狀並不明顯，以至於有些輕微患者都會忽略它。通常情況下，女性情緒波動大時，乳房會出現疼痛。不過，乳腺增生會形成腫塊，有些時候自己可以摸出來。

在臨床上碰到乳腺增生的患者，一般都是因為摸出乳房裡長東西，害怕是乳腺癌而來看診，特別是現在乳腺癌的發病年齡層越來越年輕。

不過還是有方法可以鑒別乳腺增生和乳腺癌的方法。首先，有些女性的乳房腫塊發作具有週期性，和月經、情緒等因素密切相關，忽大忽小，如果符合這些特點，一般來說多是乳腺增生。

另外，大家可以利用自檢的方法，觸摸一下腫塊，如果兩側乳房發現多個大小不等、界限不清的結節，可被推動，一般來說就是乳腺增生所形成的結節。需要注意的是，乳腺癌的腫塊多為單發結節，邊緣不規則，而且質地較硬，常與皮膚黏連。另外，患上乳腺癌還會有乳頭溢液、皮膚呈現橘皮狀的症狀。

乳腺增生可靠中醫調理。從中醫的角度來說，乳腺增生叫做乳癖，一般是由於痰瘀凝結所致，也和情緒所導致的肝氣鬱結有關。改善乳腺增生最好的方法是疏肝理氣、化瘀散結。

白蘿蔔是疏肝理氣的上佳選擇，營養豐富，被《本草綱目》稱為「蔬中最有利者」。白蘿蔔可以「寬中化積滯，下氣化痰濁」，除了可以促進消化、增強食慾、加快胃腸蠕動，還能健脾順氣、疏肝活血、疏理肝氣。推薦兩種常見的簡單吃法，一個是涼拌白蘿蔔絲，清爽解油膩；一個是素炒蘿蔔絲，清新爽口疏肝氣。其次，紫菜鹹而性寒，能夠化痰軟堅，治療增生積塊。既然乳腺增生就是痰瘀凝結所致，紫菜消痰軟堅的功效正好能夠治療乳腺增生。紫菜海帶蛋花湯就是個很好的食療方。另外也可以喝玫瑰花茶，同樣具有疏肝理氣的功效。後面章節將介紹玫瑰花的獨特功效。

最後要提醒各位女性，從某種角度上來說，乳腺增生其實是一種「心病」，多和不良情緒如焦慮、生氣、憂鬱有關，所以最好的預防方法是保持心情放鬆，儘量調整自己的心態。

按揉乳根穴，遠離乳腺炎

有些媽媽生完小孩後乳汁過多，但孩子不太會吸乳，並且經常啃食乳頭，導致排乳不暢。乳汁在腺體內淤積成塊，而淤積的乳汁是細菌最好的溫床，隨著細菌的繁殖生長就形成了炎症。乳腺炎後期因乳房內堆積許多膿，就需要開刀引流。因此，預防乳腺炎的最佳方法是將乳汁排乾淨。

在臨床上，一般建議用按摩推拿預防乳腺炎。如已變成乳腺炎，就不要再按摩，這時候按摩不只會非常疼痛，還會刺激炎性，加重病情。

在中醫觀念裡，按摩乳根穴可預防乳腺炎。乳根穴是足陽明胃經上的腧穴，「乳」是指人體乳房的意思，「根」就是根本。前面提到足陽明胃經是多氣多血之脈，將飲食轉化為人體的水穀精微運行至全身，在乳房形成乳汁。再加上乳根穴位於乳頭直下處，所以刺激此穴有活絡乳房周圍經脈，疏通乳腺導管，促進乳汁排出的功效。

按摩時不能穿胸罩，這時乳房會因為引力下垂，所以在找乳根穴時，需要抬起乳房，簡便取穴時就是在乳頭直下，乳房輪廓的最下緣。

先打開雙手，四指併攏，虎口處握住乳房，在胸前交叉放在乳房的下緣，順著乳房的輪廓做摩擦法，擦拭的範圍可以盡可能擴大，手法要柔和，力度要適中，避開乳頭。每天早晚各做一次，每次按摩十五分鐘左右，乳房會有溫熱和發脹的感覺。這樣不但能夠調動氣血充盈乳房，還能舒經活絡，確保乳腺的通暢。

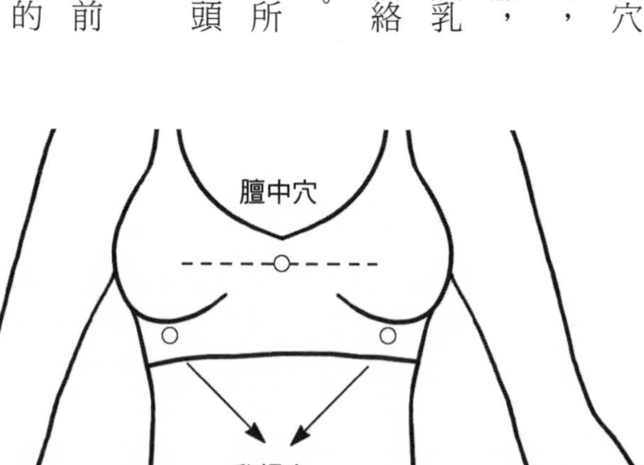

第六章

會保養的女人不易老

每個人都會衰老，但可以讓衰老的速度慢下來。女人慢衰老，靠的是日常一點一滴的保養，亦即協調好身體的陰陽，養心安神，疏肝理氣。

保持陰陽平衡，延緩更年期

中醫養生一直強調「陰」和「陽」。陰陽是人體內部相互對立、相互制約，又相互依存的兩個方面。這是從中國古代儒家思想「中庸之道」發展出來，一切都講究恰到好處，自然平和。

「謹察陰陽所在而調之，以平為期」，這句話也是中醫治療更年期症狀的原則。調和陰陽平衡，使體內五臟六腑功能協調有序，氣血濡潤順暢，經脈疏通，全身即可達到自然和諧的境界。這時候新陳代謝處於相對平和的狀態，進一步可延緩人體臟器的衰老，推遲女性更年期，這也就是中醫所說的「陰平陽秘，精神乃治」。

臨床上很少用非常精確的指標來確診更年期，一般都是根據身體變化和精神狀態來進行診斷，並檢查荷爾蒙以佐證更年期的到來。所以精神狀態對於更年期尤其重要，首先可以從心態上保持「陰陽平衡」，在《黃帝內經》第一篇〈上古天真論〉中就提到「恬淡虛無，真氣從之」，這句話的意思就是身體的平衡狀態除了用藥物治療，必須在日常生活中調節內心。

更年期的首要症狀就是內心焦躁不安，情緒變化大，甚至出現崩潰的情形。但是每位女性出現的情緒變化都會偏向某一方面，中醫所說的情志分為「怒、喜、憂、思、悲、恐、驚」，**情志又分別對應各個臟腑。根據臟腑理論，情志之間又有相生相剋的關係**，所以調暢情志及陰陽平和就是治療關鍵。

更年期的典型表現就是急躁易怒，而怒屬肝，可以從肝論治。而且肝屬木，喜條達而惡憂鬱，平時除了可以吃一些養肝明目的藥膳，還可以根據相生相剋的原理進行養生，達到事半功倍的效果。

五行中「木剋土」，所以肝木過於旺盛會影響脾土，而憂屬脾，所以治療時也要注意平衡。

慢衰老，身體協調很重要

由於女性本身的特點，**過了三十歲，衰老的速度會比男人更快**。雖說現代的醫療水準能夠延緩衰老，但其實能永保青春的關鍵不在醫師也不是藥物，而是要依靠身體調節。人體的自我調節功能主要是為了保持體內環境的協調性和穩定性，並且調節對於外界反應的適應性和順應性。

早在幾千年前，《黃帝內經》就認為直接影響人體健康水準的是**氣機**，氣機就是身體的內部協調能力。其實身體的調節機能是從人出生就有的，自動調節，不需要任何輔助措施，它一開始就以一種適合的優化方式進行調節，保持身體處於最佳的狀態。

每當身體需要補充能量，大腦會發出信號，產生饑餓的感覺。當食物擺在面前，感官會刺激消化系統，例如唾液腺分泌唾液。在咀嚼食物的過程中，唾液大量分泌，胃酸也開始分泌，各種各樣的消化機能加入到進食的過程當中。

這些調節功能都是為了消化吸收食物，轉化為能量供身體使用所設下的條件，由此也反映出身體的協調之美。

人體的抗衰老功能、臟腑衰老後的康復功能也都和自身的協調密切相關。《黃帝內經》中把自身的調節稱為真氣、正氣，只有通過真氣、正氣的自我調節能力，才能使身體處於平衡狀態。

有些人認為，身體好壞大多是遺傳因素決定，衰老是自然界的正常規律，養生根本就沒有用。還有另外一種說法是，人的衰老和現代的醫療水準密切相關，醫療水準提升，自然就能抗衰老，然而現代的醫療水準還沒有達到能讓人長生不老的地步，所以養生就無關緊要。

其實人的衰老和很多因素有關，有研究表明，這些因素影響人體衰老的程度各有不同，遺傳因素十五%，醫療條件八%，環境因素七%，剩下的**七十%就是人的心理、情緒、生活方式、行為方式等**。而中醫養生就是從剩下的七十%入手，延緩衰老的辦法其實掌握在自己手裡。

影響自身協調的因素主要有以下三個方面：

①**情緒和情感的波動**。情緒能夠對自我調節功能產生抑制的作用，超過身體所能承受的程度，臟腑機能發生紊亂，就出現衰老的跡象，尤其到了更年期階段，衰老的速度特別快。

②**違背自然規律的生活方式和習慣**。例如上夜班的人。因為夜晚是人體休息的最佳時期，違背了自然的作息時間規律，就損耗了自我調節的機能，使衰老提前到來。

③**不良的嗜好和飲食**。抽煙、飲酒，暴飲暴食，身體為了消化分解這些有害物質而無休止的工作，使自身的調節機能過於疲勞，總有一天會出現罷工的現象，衰老也就接踵而至。

所以，如果想延緩衰老，就要先從以上三個方面做起，調理好身體的氣機，就能讓自己比同齡人看上去更年輕，更有活力。

腎精生髓，排毒抗衰老

說到防衰老，就必須要提「腎臟」。多數人都認為這是男性需要留心的問題，其實腎精生髓，骨質疏鬆問題就和腎密切相關，女性也需要養腎填精。

有些患者腰痠背痛就說是腎臟有問題，但大多數人認為的腎臟部位是不對的，因為腎臟在體表幾乎摸不到，基本上被肋骨擋住了。

這些人所說的基本上都是些腰肌勞損或外傷等，但這邊是要講解中醫的「腎」。古代中醫典籍提到「腎主骨生髓藏精」，說的就是**腎為「先天之本」**，為生命的本源。前面提到「氣」的重要作用，與之對應的是「精」，而腎就是人體主要生精藏精之處。

人體的生長繁殖、衰老病死都和「精」密切相關，它是維持人體生理機能的基本物質，也有一套理論稱為「腎命門說」，就是說腎臟在抗衰老、維持生命中發揮著重要作用。

醫師最常說的話就是「多喝水」。人體內新陳代謝的廢物主要是由肝臟和腎臟處理，**僅占人體體重一%的腎臟卻要接受約占心輸出量*四分之一的血液**，每分鐘會有一～二升的血液經過腎臟，因此，腎臟接受的廢物遠遠多於其他臟腑器官。腎臟最重要的工作是負責**調解人**

體內水分和電解質的平衡，代謝生理活動所產生的廢物，通過尿液排出體外，但在進行這些功能的時候，需要足夠的水分來進行輔助。

腎臟也是人體主要的排毒器官，如果腎臟功能不好，毒素堆積在五臟之內，就會加速五臟的衰老。所以預防衰老，養腎至關重要。有些女性很早就長了白頭髮，也多是由於腎虛所導致，這是因為腎主毛髮，當頭髮得不到腎精的滋養，就會出現白頭髮。早早地長出白頭發，也是衰老的信號。

說到喝水，腎臟最適合排毒的時間是早晨五～七點，身體經過一夜的修復，到了早晨，毒素都聚集在腎臟，這個時候喝上一杯溫開水，既能幫助腎臟排毒，也有改善心血管健康的功效，可謂一舉多得。

除了幫助腎臟排毒，針對腎虛特別是腎氣虧虛和腎精不足的女性，以推薦一個養護腎精的食療方子。

---

*註：心輸出量（Cardiac Output）：意指每分鐘心臟所送出的血液量。心臟收縮時每次由左心室所送出血液量約為40～100 ml，平均70 ml。

☀ 山藥生地羊肉湯

【食　材】當歸兩公克、山藥和生地各十公克、羊肉五〇〇公克、生薑兩片，料酒、油、鹽各適量。

【製作方法】先將山藥切小塊，當歸用清水清洗乾淨後放在水中浸泡二十分鐘，將羊肉切成直徑約三公分大小的塊狀。鍋中放水，大火燒開，將羊肉用開水先焯一遍，撈出洗淨血水。薑片用油爆香，與羊肉加適量料酒略為爆炒。上述材料一同放入砂煲，加適量開水，蓋上鍋蓋，小火慢燉兩個小時左右，加入少許食鹽即可出鍋食用。

這個方子特別適合冬天進補，因為冬天是養腎最好的時節。如果是春天和夏天就不太適合，因為在春夏這兩個季節容易上火。

補氣安神，活用靈芝延緩衰老

在《神農本草經》中有記載靈芝延年益壽的功效：「赤芝，味苦平。主胸中結，益心氣，補中，增慧智，不忘。久食，輕身不老，延年神仙。」

靈芝的有效成分中含有極豐富的稀有元素「鍺」，能使人體血液吸收氧的能力提高一．五倍，因此可促進新陳代謝並有延緩老化的作用。現在在市場上有很多的靈芝加工成品，例如膠囊，號稱是提取了靈芝的有效成分，但是基本上都是作為保健品進行出售的，所以藥用價值不得而知。

靈芝最有效的養生成分是靈芝酊，但是若想萃取其精華而不破壞靈芝的天然成分，是件很困難的事情。靈芝本身就很名貴，價格高，進行人工提取時，一方面有可能使效果大打折扣，另一方面也很勞民傷財。所以，靈芝一般都是直接使用，不要盲目相信廣告而購買靈芝類的保健品。

以下推薦**靈芝燉豬蹄**，此菜肴用補氣健脾安神的靈芝搭配健脾補血的豬蹄，具有健中安神的功效，常作為氣血不足或陰血虧虛所致的失眠健忘、神經衰弱等病症的食療菜肴。

☀ 靈芝燉豬蹄

【食　　材】靈芝十五公克、豬蹄一個，蔥、薑、鹽少許。

【製作方法】將豬蹄去毛清洗乾淨，用刀剁成間隔為三公分的小塊狀，放入水中浸泡三十分鐘，去除血水。在砂鍋中倒入冷水，靈芝洗乾淨切片放入，小火燉煮三十分鐘至靈芝出味（靈芝味道雖苦，但是苦中帶香，而且含有豐富的多醣）。靈芝味道出來時，加入之前備好的豬蹄，放入蔥、薑去腥，蓋上鍋蓋繼續燉煮四十五分鐘至豬蹄熟爛，最後加少量食鹽調味即可食用。

靈芝聽起來好像「很補」「很熱」，其實不然。從藥性上來說，靈芝屬於中性，可謂不溫不熱、不寒不冷，對身體免疫力和活力的功效是有目共睹的，所以是預防疾病和強身健體的重要食材。

另外，靈芝對於更年期女性也有很好的保健效果，因為靈芝還具有補氣血、安心神的功效，特別適合心神不寧、心悸和失眠的更年期女性。

但要注意的是，有些人吃靈芝會有輕微的腹瀉，要根據實際情況酌情使用。

玫瑰花疏肝益氣，讓女人更美麗

我遇到的患者可大致分為兩類，其中一類是像林黛玉一般，整天鬱鬱寡歡，和我描述病情時，滿臉的愁容，像是要哭了一樣，這類明顯就是鬱證。還有另外一類看起來十分開朗，也十分強勢，這種也是典型的鬱證。

這類人平時性格豪爽，爭強好勝，早就把心中的鬱悶發洩出去了，怎麼會是鬱證呢？然而，第一類是明顯的鬱證，第二類則是因為肝氣受損所導致。第二類屬於「外強中乾」型，雖然外在看起來健康，其實體內虛弱不已。

除了用一些常用的藥物進行治療，我都會推薦她們喝玫瑰花茶。玫瑰花除了能排毒養顏、抗衰老，最主要的功效就是**行氣解鬱**。早在唐朝，就有女皇武則天用玫瑰花來駐顏的記載，她每天清晨起床都要喝一杯用玫瑰花沏的茶，而且睡前會用玫瑰花瓣敷臉，相當於現代的面膜。現在的很多美容場所裡也會用玫瑰花進行洗浴，這也是利用了玫瑰花的藥用價值，但是在月經來時，經血量比較大的女性最好不要飲用玫瑰花茶，因為玫瑰花有活血的作用，容易引起月經量過多以及腹瀉的症狀。

雙手摩面，保持年輕

雙手摩面早在元朝就被當作宮廷的養生之道使用，在《飲膳正要》中就有記載：「凡夜臥，兩手摩令熱，摩面，不生瘡。一呵十搓，一搓十摩，久而行之，皺少顏多。」意思是在晚上睡覺之前，兩手互相摩擦，手掌微微發燙之後，蓋住面頰部輕輕撫摸，不停重複以上步驟。長期摩臉頰可以使面部皮膚光滑細膩，不生青春痘、雀斑等異物，還可以減少皺紋，使容顏年輕貌美，是最容易掌握的駐顏之法。

雙手摩面法主要是和流經面部的經脈有關。在頭面部有很多經脈運行其中，鼻子和耳朵與五臟六腑相對應。通過摩擦面部可以調理臟腑氣機，使氣機順暢，調動人體真氣運行周身，身體則煥然一新。

手陽明大腸經環繞口鼻，足陽明胃經繞口鼻至目下，手太陽小腸經和手少陽三焦經循行於眼耳間，足太陽膀胱經從頭頂下行到內眼角。這些經脈有一個共同的特點就是和人體的消化代謝功能有關，面部出現雀斑、青春痘等異物，最主要的原因是體內代謝出現紊亂，毒素蓄積在體內，就會反映在顏面部上。

雙手互相摩擦，搓熱了之後放在顏面部，無意中就溫潤了這些經脈，中醫講「溫則通，寒則凝」，增強了經脈的活性，確保氣血的運行通暢。同時，我們手掌上也有三條經脈循行其中，分別是手厥陰心包經、手少陰心經和手太陰肺經。這和面部的陽經交相輝映，相互溝通，陰陽調和，從而加強美顏的效果。

前面講的是古法，其實雙手摩面並不局限於時間和地點，在上班略感疲勞時，就可以按一按。特別是耳後和頷前，多按這些地方可起到疏通經脈，使氣血暢通無阻，循環無礙。

如今隨著中醫學的發展，在原有的摩面方法上增添了搓耳朵的步驟，《黃帝內經》有云：「腎開竅於耳」「五臟六腑，十二經脈有絡於耳」，所以搓耳朵也有使人神清氣爽、容光煥發的效果。具體方法是用雙手食指和大拇指捏住耳廓，沿著耳輪後溝自上而下摩擦耳朵，在耳垂部停頓一下，輕輕擠捏，使耳郭皮膚略微發燙、微微發紅為宜。

敲大腸經和胃經，有效抗衰老

敲打主要是為了刺激大腸經和胃經。首先敲敲頭，用雙手手指敲擊頭部，從額頭開始，順著髮際線從兩側敲擊到後面。有些人的頭髮很容易出油，通過刺激頭部，使汙濁從穴位和毛髮孔排出。

如果想增強療效可以採用「鳴天鼓」的方法，就是用雙手掌心捂住雙耳，然後用食指和中指敲擊後腦勺，既可以提神醒腦，也能疏通經絡，氣血運行通暢。其次是敲打雙臂的大腸經，右手握成空拳，自上而下敲擊在左手手臂的大腸經。敲打大腸經時，先將手臂自然下垂，掌心朝前，然後在手臂的外側從肩部一直敲打到手腕。右側以同樣方式敲打，每邊各來回敲打五次。排出大腸經循行直通面部和鼻翼，敲打大腸經有助排出毒素，可以防止面部出現斑點。

此外還要敲打另外一條經脈——胃經。從鎖骨下，順兩乳，過腹部，到兩腿正面，一直敲到腳踝。胃經敲打可稍用力。面部的供血主要靠胃經，所以顏面的光澤、皮膚的彈性都由胃經供血是否充足所決定。脖子的皮膚鬆弛，是胃經氣血虧虛造成，只要每天敲打大腸經和胃經，很快就會有改變。但根據我的經驗，並不是所有人都能堅持不懈。但是養生沒有捷徑可以達到效果，只有長期堅持不懈，才能慢慢體現出效果。

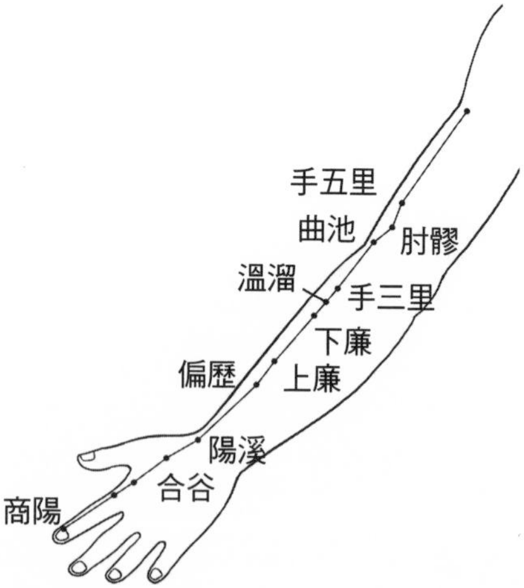

三焦經上的不老祕方

中醫有個特殊的臟腑概念——三焦，它在西醫中沒有對應的臟器，是中醫特有的。其實三焦作為臟腑之一，有很多種學說，最主流的一種就是認為三焦是各臟器之間相互聯繫、相互溝通、相互影響的通路。

這一通路之中包含了氣機的升降起伏、血液精微的運行、津液的排泄，都需要三焦的通暢，這就奠定了三焦在人體中的重要地位。三焦分為上、中、下三焦，分別對應著不同的臟腑氣機。三焦運行正常，有強健臟腑功能、延緩衰老的特殊功效。

「調理三焦」是中醫養生中經常提到的一句話，很多美容養生會館也用這個詞作為廣告。主要是因為調理三焦在中醫古籍中論述較多，比較流行的有八段錦、閉氣內守等。這裡總結了一套調理三焦駐顏美容、調理臟腑的方法，通過臨床檢驗，療效甚佳。

這是一套氣功加身法的調理辦法，是根據八段錦和氣功的特點演化而來。

第一步，著寬鬆衣物，方便後續動作。先放鬆身體，雙腳分開，與肩同寬，兩手懷抱輕握放在小腹上，上臂成自然下垂的狀態。深吸氣滿吐氣，閉上眼睛，思想放空。

第二步，身體微微前傾，雙腳後跟離地，身體達到最高點時停頓幾秒，然後落下，雙手由抱住小腹的姿勢變成向前摟抱的狀態。雙足離地二十次之後，休息五分鐘，此時口唇緊閉，牙齒輕叩，促進唾液腺分泌，津液滿口的時候分三次小口咽下。休息的同時，雙手放下至腹部，手心對準丹田（肚臍以下一・五寸），輕微震顫。

第三步，分別舒理上、中、下三焦，雙手手指互相交叉，曲肘抬臂，掌心朝內，緩慢上移至膻中穴（雙乳頭連線的中點）。口鼻部最簡單的呼吸吐納，向上移動的時候深吸氣，手臂放鬆向下運動的時候向外呼氣。連續做十二次之後，雙掌內收至膻中穴，做輕微的震顫動作，這樣可以起到舒理上焦的作用。

第四步，雙手分開，掌心朝外，虎口朝上，緩慢向外側做上、外、下、內的畫圈運動，重複十二次。然後雙手叉腰，左右緩慢扭動，扭動的同時頭部跟隨腰部左右晃動，當身體微微發熱出汗，叉腰的雙手盡可能向上，從肋弓處向下撫摸，連續做十二個回合。

最後，舒理下焦，坐在椅子上，雙手自然放在大腿上，虎口分開，掌心緊緊貼合大腿肌肉，自上而下，一直捋到腳踝處，連續按摩十二次之後，雙手握成空拳，輕輕叩擊足三里處，左右同時叩擊十二次，雙腿放鬆，分別向前做蹬腿動作。

以上就是調理三焦的方法，此法可以有效緩解身體疲勞、延緩衰老，特別適合女性使用。

按按行間調調肝，心情舒暢不衰老

「女人心，海底針」，女性的情感相對豐富，很容易受到外界因素的影響，造成情緒起伏不定。情緒的變化往往和肝相關，所以在養生保健中，肝經尤為重要。

經絡其實是上天賜的良藥，它運行周身，連接著五臟六腑，通過疏通肝經的氣血，對於控制自身情緒有一定的幫助，就如同打通了健康之路。

除了環境、工作等因素，情緒對於女性容顏的影響也較大。有些女性平時就急躁易怒，抗壓能力低，這樣的人很容易出現衰老現象，在面容上表現得特別明顯，皺紋、雀斑多。

既然和情緒有關，當然要從情志方面下手。情志屬肝，應從肝論治。一般人往往只注意到臉的問題，卻忽略身體。在中醫看來，面色的萎黃、憔悴和肝是密切相關的，因為肝主藏血，肝血不足，氣血不能上榮於面，面部失養，造成面色的變化。

情緒的鬱悶、急躁、發怒，中醫也認為是肝氣鬱結所致，有些性格含蓄的女性，凡事都憋在心裡，感覺心情鬱悶，一段時間之後就會感覺胸悶氣短，食慾不佳，面容憔悴，甚至會出現色斑，這種斑點在中醫裡被稱為「肝斑」。

除了之前講過的玫瑰花飲，行間穴也能解除這個煩惱。

行間穴是肝經的滎穴，位於足背側，在拇趾和第二趾之間的位置，是肝經上的痛點，也是最刺激肝經的穴位，能幫助打通肝經，有疏肝理氣、調暢氣機的作用。

按摩行間穴也要講究一定的方法，可以使用一些工具，例如牛角等尖鈍頭的東西，對準行間穴的位置，先輕輕地按揉，因為此穴反應特別靈敏，力度逐漸加大，以耐受為宜，按揉三分鐘左右，然後垂直用力按壓一下，這時候會有明顯的痛感。

按完之後，用拇指的指腹或另一腳的拇趾來回摩擦行間穴位置，這樣時不時踩一下，也能夠起到疏肝理氣的作用。

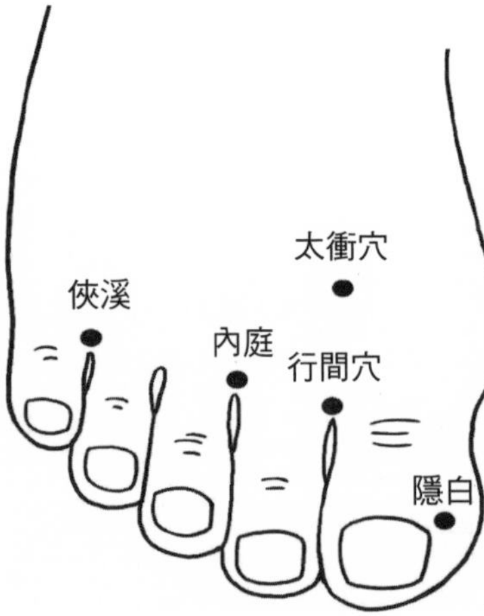

附錄

小食小方勝小藥——精選食療方

☀氣陰兩虛——杞蓮粥

【食　材】枸杞子三十公克、蓮子肉三十公克、薏苡仁五十公克。

【製作方法】蓮子肉去心，同枸杞子、生薏苡仁入鍋熬粥。每日兩次，下午及晚間服用效果佳，每次一五〇毫升左右。

【適應證】氣陰兩虛證。症見口乾口渴，失眠多夢，氣短神疲，自汗或盜汗，舌紅少苔，脈弱而數等。

☀氣機不暢／肝氣鬱滯——佛手香附粥

【食　　材】佛手十公克、香附十公克、糯米五十公克。

【製作方法】將佛手、香附、糯米加水煮粥，調入冰糖食用。

【適 應 證】肝鬱氣滯證。症見脅肋脹痛、急躁易怒、脘腹脹滿、口苦胃呆等。

☀氣血不足——黃芪當歸烏雞湯

【食　　材】當歸十公克、黃芪十公克、紅棗三枚、生薑三片、烏雞一隻。

【製作方法】當歸、黃芪、紅棗、生薑加入涼水浸泡三十分鐘，與烏雞同煮煲湯。

【適 應 證】氣血不足所致面色萎黃、頭暈目眩、心悸、食少體倦、氣短懶言，或月經不調、舌質淡、脈虛細無力等。

☀瘀血內阻，脈絡瘀滯①——山楂飲

【食　　材】山楂十五公克。

【製作方法】水煎服。

【適應證】瘀血內阻所致刺痛、痛有定處、面色黧黑、皮膚發生局部或廣泛的乾燥粗糙、口唇爪甲紫暗、舌質紫暗，或見瘀斑瘀點、脈象細澀等。

☀瘀血內阻，脈絡瘀滯②——化瘀代茶飲

【食　材】生山楂五公克、玫瑰花五公克。

【製作方法】煎水代茶飲，每日兩次。

【適應證】經絡瘀滯所導致的消化不良、肝氣不疏、舌質紫暗、面有瘀斑、高血脂、脈象細澀等。

☀水濕（濕熱）中阻、脾胃濕熱①——赤小豆薏米粥

【食　材】赤小豆三十公克、粳米十五公克、薏苡仁三十公克、白糖適量。

【製作方法】先將赤小豆、薏苡仁煮熟，再放入粳米做粥，加入適量白糖，可當作早餐或宵夜食用。

【適應證】濕熱中阻證。症見胃脘疼痛、嘈雜灼熱、得食不減、口乾口苦、渴不喜飲、身重肢倦、胃呆噁心、小便色黃、大便不暢、舌質紅、苔黃膩、脈滑數等。

☀水濕（濕熱）中阻、脾胃濕熱②——綠茶蜜飲

【食　材】綠茶五公克、蜂蜜適量。

【製作方法】綠茶放入水中，加沸水沖泡五分鐘（建議蓋上蓋子），加入適量蜂蜜，趁熱頓服。每日三～四次。

【適應證】濕熱中阻證導致的泄瀉、菌痢。

☀下焦濕熱——竹草飲

【食　材】車前草一〇〇公克（鮮品四〇〇公克）、竹葉心十公克（鮮品三十公克）、生甘草十公克，黃片糖適量。

【製作方法】先將車前草、竹葉心、生甘草同放進砂鍋內，加入適量清水，用中火煮水，煮四十分鐘左右。放入黃片糖，稍煮片刻，停火待溫，每日代茶飲用。

【適應證】下焦濕熱證。症見小便短赤、身重疲乏、舌苔黃膩、脈濡數等。

☀熱結大腸——松子仁粥

【食　　材】松子仁三十公克、粳米二〇〇公克、白糖適量。

【製作方法】粳米加水煮開，放入松子仁煮熟，加入適量白糖服用。

【適 應 證】熱結大腸所致大便不通、小便赤澀、面赤身熱、唇焦口燥等。

☀痰瘀互結——三七薏苡仁餅

【食　　材】芹菜汁一杯、三七粉三公克、薏苡仁粉十公克、麵粉一〇〇公克。

【製作方法】將其和成麵團，並分成若干個小餅，用小火烤熟小餅即成。

【適 應 證】痰瘀互結證。症見脘痞胸悶、口苦口黏、面色晦暗、舌質暗紅，或有瘀斑或瘀點、苔膩、脈弦滑等。

☀痰濕壅肺——薏仁粥

【食　　材】薏苡仁五十公克、粳米一〇〇～二〇〇公克。

【製作方法】共煮成粥，常飲服。

【適應證】痰濕壅肺證。症見咳嗽喘憋、咳聲重濁、喉間痰聲漉漉、進食甘甜油膩食物加重、神疲困倦、胃呆、舌質淡、苔白膩，脈濡滑等。

☀寒凝中焦——草果羊肉湯

【食　材】羊肉一〇〇公克、草果（草豆蔻）五公克、老薑十公克、大麥粉一〇〇公克、豆粉一〇〇公克。

【製作方法】粉製成薄片，燉羊肉服食。

【適應證】寒凝中焦所致的胃痛突然發作、惡寒喜暖、脘腹得溫則痛減，遇寒則痛增等。

☀陰虛火旺——三鮮飲

【食　材】鮮藕一二〇公克、鮮茅根一〇〇公克、鮮梨一顆。

【製作方法】鮮藕洗淨切薄片，鮮茅根洗淨加入清水同煮，小火熬三十分鐘，濾渣取水。將鮮梨榨汁兌入飲用。

【適應證】陰虛火旺證。症見煩躁易怒、失眠多夢、五心煩熱等。

☀陰虛陽亢——杞果菊花茶

【食　　材】白菊花五公克、枸杞子十公克、綠茶十公克。

【製作方法】一起放入杯內，開水沖泡。

【適 應 證】陰虛陽亢證。症見頭目脹痛、眩暈耳鳴、急躁易怒、口苦、舌紅苔黃等。

☀瘀阻腦絡——山楂三七粥

【食　　材】山楂十公克、三七五公克、粳米八十公克、蜂蜜適量。

【製作方法】將三七研為細末，先取山楂、粳米煮粥，待沸時調入三七、蜂蜜，煮至粥熟服食。每日一劑，早餐服食。

【適 應 證】瘀阻腦絡所致半身不遂、肢體僵硬、拘攣變形（手腳抽筋）或偏癱（半身不遂）、口唇紫暗、舌暗紅、有瘀斑或瘀點、脈細澀等。

☀陰陽失調——山藥核桃粥

【食　　材】淮山藥五十公克、核桃肉二十公克、糯米五〇〇公克。

【製作方法】同熬成粥，早晚食用。
【適 應 證】陰陽失調證。症見腰膝痠軟、五心煩熱、盜汗或自汗、四肢發涼、遺精失眠、多夢、脈沉遲等。

☀上熱下寒——杜仲菊花茶

【食　　材】杜仲十五公克、核桃肉三十公克、菊花十五公克、蒲公英十五公克。
【製作方法】一起放入杯內，開水沖泡。
【適 應 證】上熱下寒證。症見腰膝痠軟、尿頻、手足冷、煩躁易怒、舌淡苔薄、脈沉細。

☀痰濕內蘊①——薏苡仁山楂粥

【食　　材】薏苡仁三十公克、炒扁豆十五公克、山楂十五公克、紅糖適量。
【製作方法】四味同煮粥食。每日一次，每月連服七～八日。
【適 應 證】痰濕內蘊證。症見形體肥胖、胸悶欲嘔、神疲倦怠、帶下量多、面浮足腫、苔白膩、脈滑等。

☀痰濕內蘊②——芹菜薏苡仁粥

【食　材】芹菜連根一二〇公克、生薏苡仁二五〇公克。

【製作方法】生薏苡仁洗淨後倒入涼水中浸泡三十分鐘，開火煮一小時，薏苡仁煮熟後，將芹菜連根洗淨切兩公分小段，同薏苡仁同煮，加入少量食鹽食用。

【適應證】痰濕內蘊證。症見頭暈頭昏、胃脹納差、大便黏滯、痰濕較盛者，伴隨血壓升高者尤宜。

☀痰熱中阻——貝母粥

【食　材】川貝母粉兩公克、粳米五十公克、冰糖適量。

【製作方法】將粳米、冰糖如常法煮粥，煮至半開湯未稠時，加入川貝母粉，改用小火稍煮片刻，視粥稠時停火。每日早晚溫服。

【適應證】痰熱中阻證。症見喉有痰鳴、質黏難咯、舌苔黃膩、脈滑數等。

☀氣滯痰凝——杏仁粥

【食　　材】綠萼梅三～五公克、苦杏仁十五公克、桔梗十公克、粳米一五〇公克

【製作方法】粳米洗淨，與其他材料一同置鍋中，加入適量清水，置大火燒沸後，再改用小火煎煮，至粥熟。

【適 應 證】氣滯痰凝證。症見咽喉如有物阻、咳之不出、吞之不下、脅肋脹痛、胸悶、舌苔膩、脈弦滑等。

☀熱擾心神——蓮子百合粥

【食　　材】蓮子三十公克、百合十五公克、冰糖適量。

【製作方法】將蓮子、百合共煮成湯，加冰糖調味。臨睡前服。

【適 應 證】熱擾心神所致虛熱煩躁、心悸不安、五心煩熱、口乾津少、失眠等。

☀飲停胸脅——蘿蔔冰糖汁

【食　　材】白蘿蔔取汁一〇〇～二〇〇毫升、冰糖適量。

【製作方法】白蘿蔔取汁一〇〇~二〇〇毫升，加冰糖適量。隔水燉化，睡前一次飲完，連用三~五次。
【適 應 證】飲停胸脅證。症見胸脅脹悶疼痛、咳嗽痛甚、氣息短促、舌苔白滑、脈沉弦。

☀胞脈瘀阻——坤草陳皮雞蛋

【食　　材】益母草五十~一〇〇公克、陳皮九公克、雞蛋兩個。
【製作方法】加水適量共煮，蛋熟後去殼，再煮片刻即可。月經前每日一次，連服數次。
【適 應 證】胞脈瘀阻所致月經不暢、痛經、小腹重墜等。

☀心氣不足——補心養血湯

【食　　材】西洋參一份、靈芝兩份（沖服）。
【製作方法】共研細末。每次兩克，早晚服。
【適 應 證】心氣不足證。症見心悸氣短、精神疲倦、或有自汗、面白舌淡、脈弱等。

☀心火上炎——二子茶

【食　材】蓮子三十公克（保留蓮心）、梔子十五公克、冰糖適量。

【製作方法】梔子用紗布包紮，與蓮子、冰糖水煎。

【適應證】心火上炎證。症見口舌生瘡、口腔糜爛、心煩失眠、舌尖紅絳等。

☀心脈瘀滯——三七丹參散

【食　材】三七三十公克、丹參一五〇公克。

【製作方法】共研細粉。每次三公克，早晚服用。

【適應證】心脈瘀滯所致心胸部憋悶疼痛，面、唇、指甲青紫、舌暗紅或有紫色斑點、脈微細或澀等。

☀心脾兩虛——百合蓮子粥

【食　材】百合十公克、蓮子十公克、白芍十公克、薏苡仁五十公克。

【製作方法】先將薏米浸泡三十分鐘，大火煮熟，加入百合、蓮子、白芍煮粥。

【適應證】心脾兩虛證。症見心悸健忘、失眠多夢、面色萎黃、納差倦怠、舌淡苔白、脈細弱等。

☀心脾陽虛——紅棗薤白粥

【食　材】大紅棗七枚、薤白（小根蒜）十五公克、小米五十公克。

【製作方法】薤白切碎，與大棗、小米用小火燉至熟爛，加入紅糖十公克，熱食。

【適應證】心脾陽虛證。症見心悸健忘、後背冷痛、胃脘不適、喜溫喜按、舌淡苔白、脈細弱等。

☀心失所養——蜜餞薑棗龍眼

【食　材】龍眼肉二五〇公克、大棗二五〇公克、蜂蜜二五〇公克、薑汁適量。

【製作方法】將龍眼肉、大棗洗淨，放入鍋內，加水適量，置大火上燒沸，改用小火煮至七成熟時，加入薑汁和蜂蜜攪勻。起鍋待冷，連湯裝入瓶內即成。服用時，每次吃龍眼肉、大棗各六～八粒，每日三次。

【適應證】心悸氣短、倦怠乏力、失眠健忘、記憶力下降、食慾不佳等。

☀心脾濕熱——蘿蔔鮮藕飲

【食　　材】白蘿蔔五百公克、鮮藕五百公克。

【製作方法】洗淨切碎，榨汁。早晚服用。

【適 應 證】心脾濕熱證。症見唇舌或頰內、齒齦及軟齶等處潰爛疼痛、煩躁口渴，小便赤，大便乾等。

☀心腎氣虛——枸杞核桃桂圓粥

【食　　材】枸杞子三十公克、核桃肉二十公克、桂圓十公克、粳米五十公克。

【製作方法】同熬成粥。早晚食用。

【適 應 證】心腎氣虛證。症見腰膝痠軟、夜尿頻繁、氣短乏力、舌質淡、苔白、脈沉細。

☀心腎陰虛——洋參女貞子燉烏雞

【食　　材】洋參十公克、女貞子三十公克、烏雞一隻。

【製作方法】將烏雞與藥材一起加水適量放入燉盅，隔水燉三小時。

【適 應 證】心腎陰虛證。症見失眠多夢、健忘、腰膝痠軟、小便黃少、五心煩熱、舌質紅、苔薄、脈細數等。

☀心腎陽虛——人參杜仲燉豬腰

【食　　材】豬腎二個、杜仲十五公克、核桃肉三十公克、人參五克。

【製作方法】先將豬腎切開洗淨，與杜仲、核桃、人參一起燉熟後，去杜仲、核桃肉、人參，加入少許食鹽食用。

【適 應 證】心腎陽虛證。症見心悸怔忡、腰腿痠痛、面色黧白、手足不溫、或伴泄瀉、水腫、舌質淡、脈沉細弱等。

☀心腎不交——枸杞蓮子茶

【食　　材】蓮子三十公克（保留蓮心）、枸杞子十公克、冰糖適量。

【製作方法】水煎。

【適 應 證】心腎不交所致心煩不寐、心悸不安、眩暈、耳鳴、健忘、五心煩熱、咽乾口燥、腰膝痠軟、舌質紅、脈細數等。

☀心肺熱盛——元參杏仁赤小豆粥

【食　材】元參十公克、杏仁十公克、赤小豆十五公克、粳米五十公克。

【製作方法】共煮為粥。每日兩次，早晚服用。

【適 應 證】心肺熱盛證。症見咳嗽氣喘、吐痰黃稠、心煩失眠、或伴有顏面痤瘡、舌紅苔黃、脈數等。

☀心肺氣虛——補氣益心飲

【食　材】乾白果五十公克、山藥五十公克、荸薺五十公克。

【製作方法】先將白果洗淨放入涼水中浸泡三十分鐘，山藥和荸薺削皮切片備用，白果煮開後放入山藥煮三十分鐘左右，再放入荸薺同煮五～十分鐘即可。

【適 應 證】心肺氣虛證。症見胸悶心悸、咳喘氣短、吐痰清稀、頭暈神疲、語聲低怯、舌淡、苔白、脈細弱等。

☀心肝火旺——清火茶

【食　材】梔子十公克、夏枯草十公克、白菊花十公克、冰糖適量。
【製作方法】水煎，代茶飲。
【適 應 證】心肝火旺證。症見心煩失眠、頭脹目赤、口乾口苦、急躁易怒、大便乾結、小便紅赤等。

☀脾腎陽虛——草果杜仲羊肉湯

【食　材】羊肉一百公克、草果五公克、杜仲十公克、老薑十公克、大麥粉一〇〇公克、豆粉一〇〇公克。
【製作方法】粉製成扁麵，燉羊肉服食。
【適 應 證】脾腎陽虛證。症見形寒肢冷、面色蒼白、腰膝痠軟、腹中冷痛、夜尿頻多、或見下利清穀（稀便）、小便不利、肢體浮腫、舌淡胖或邊有齒痕、舌苔白滑、脈沉細無力等。

☀脾胃寒濕——山藥羊肉粥

【食　　材】羊肉二十五公克、鮮山藥三〇〇公克、粳米二五〇公克。

【製作方法】加水適量，煮粥食之。

【適　應　證】脾胃寒濕證。症見脘腹痞悶、口淡不渴、食慾不振、便稀、肢體倦怠、少氣懶言、頭身困重、舌質淡苔白、邊有齒痕、脈濡緩（濡脈）等。

☀脾胃虛寒——茴香菜包子

【食　　材】茴香菜一〇〇公克、雞肉五十公克。

【製作方法】茴香菜、雞肉剁碎，加入花椒粉等佐料，拌勻作餡。以和好的小麥粉發麵擀皮，捏成包子，於籠上大火蒸二十分鐘即可。

【適　應　證】脾胃虛寒證。症見胃脘泛痛、喜暖喜按（寒性及虛性體質）、體倦乏力、食慾不振、泄瀉、舌質淡、苔薄白、脈沉細無力等。

☀脾虛泄瀉——糯米固腸粥

【食　材】炒糯米三十公克、淮山藥十五公克。
【製作方法】炒糯米、山藥共煮粥，熟後加胡椒末少許，加糖或鹽食用。
【適 應 證】脾胃虛弱導致的泄瀉、伴胃脘痞悶、飯後加重、消化不良、食慾不振、倦怠無力、舌體胖、舌質淡、苔薄白等。

☀胃失和降——萊菔橘皮飲

【食　材】萊菔子十公克、橘皮五公克。
【製作方法】煎水代飲。
【適 應 證】胃失和降所致食慾欠佳、胃脘脹滿作痛、噯氣呑酸、呃逆嘔吐等。

☀中氣下陷——黃芪芡實粥

【食　材】黃芪六十公克、芡實三十公克、小米一〇〇公克。
【製作方法】將黃芪、芡實煎煮後去渣，把藥汁和粳米放入鍋內，加清水適量煮成粥。

【適應證】中氣下陷所致面色少華、頭暈目眩、肢體困重、聲低懶言、自汗、氣短、或子宮下垂、久瀉不止、甚則脫肛。舌質淡苔白、脈弱等。

☀肝胃不和——金橘飲

【食　材】金橘二〇〇公克、白蔻仁二十公克、白糖適量。

【製作方法】金橘加水用中火燒五分鐘，再加入白蔻仁、白糖，用小火略煮片刻即可。每日一劑，或隨意食之。

【適應證】肝胃不和證。症見胃脘、脅肋脹滿疼痛、噯氣吞酸、憂鬱、食慾欠佳、苔薄黃、脈弦等。

☀肝陽上亢——菊花粥

【食　材】白菊花十五公克、決明子十五公克、連根芹菜二十公克、粳米一〇〇公克。

【製作方法】白菊花、決明子浸泡三十分鐘，水煮十五分鐘，取汁備用，將連根芹菜洗淨切段，與粳米倒入藥汁中同煮。

【適應證】肝陽上亢證。症見眩暈耳鳴、頭目脹痛、面紅目赤、急躁易怒、心悸健忘、失眠多夢、腰膝痠軟、口苦咽乾、舌紅、脈細數等。

☀肝經濕熱——大金錢草粥

【食　　材】大金錢草（新鮮）六十公克或（乾品）三十公克、粳米五十公克、冰糖適量。

【製作方法】取金錢草洗淨切細，加水二〇〇毫升，煎至一〇〇毫升，去渣取汁，放入北粳米、冰糖，再加水四〇〇毫升左右，同煮為稀粥。每日兩次，稍溫服食。

【適 應 證】肝經濕熱證。症見脅肋脹痛、腹脹厭食、口苦泛惡、小便短赤或黃、大便不調、或身目發黃、舌質紅、苔黃膩、脈弦數等。

☀肝腎陰虛——熟地山萸肉燉鴨肉

【食　　材】熟地二十公克、山萸肉十五公克、鴨肉八十公克。

【製作方法】將鴨肉洗淨切塊，同藥材一起加水適量放入燉盅內，隔水燉三小時。

【適 應 證】肝腎陰虛證。症見頭暈目眩、肢體麻木、口燥咽乾、失眠多夢、腰膝痠痛、五心煩熱、舌質紅、少苔、脈弦細等。

☀肝胃陰虧——沙參銀耳粥

【食　　材】沙參十公克、銀耳十公克、粳米一〇〇公克。

【製作方法】煮粥食之。

【適　應　證】肝胃陰虧所致胃脘灼痛、或隱痛嘈雜似饑、饑不欲食、口乾喜冷飲、五心煩熱、夜寐不安、小便黃赤、大便祕結、舌質紅少苔、脈細數等。

☀肝鬱脾虛——玫瑰佛手山藥粥

【食　　材】玫瑰花十公克、佛手十公克、山藥十公克、粳米五〇〇公克。

【製作方法】同煮為稀粥。每日兩次，稍溫服食。

【適　應　證】肝鬱脾虛證。症見食慾不振、消化不良、脘腹脹悶、四肢倦怠、腸鳴矢氣、脅肋脹痛、舌尖邊稍紅、舌苔微黃，或舌質淡、舌體稍胖或有齒痕、脈弦等。

☀肝火上炎①——菊花決明粥

【食　　材】菊花十五公克、決明子十五公克、粳米一〇〇公克。

【製作方法】菊花、決明子加水煎煮，取汁去渣，再加入粳米熬粥。

【適　應　證】肝火上炎證。症見頭暈脹痛、面紅目赤、急躁易怒、心煩不眠或多夢、耳鳴、口苦口乾、便祕、尿短黃、舌質紅苔黃、脈弦數等。

☀肝火上炎②——芹菜蘿蔔汁

【食　　材】西芹一〇〇公克、白蘿蔔一〇〇公克。

【製作方法】先將西芹和白蘿蔔洗乾淨，放入榨汁機中。每次飲用一〇〇毫升的混合汁即可，每日一～二次。

【適　應　證】肝火上炎證。症見頭目脹痛、急躁易怒、腹脹納差、大便乾燥等，伴有高血壓者尤宜。

☀腎氣虧虛——補腎糊

【食　　材】枸杞子十公克、核桃仁十公克、黑芝麻十公克。

【製作方法】上述三種食材打成粉，熬成糊狀。每日一～二次。

【適　應　證】腎氣虧虛證。症見腰膝痠軟、氣短自汗、倦怠無力、面色蒼白、或伴滑精、早洩、小便清長、聽力減退、四肢不溫、脈細弱等。

☀腎陽虧虛——燉豬腰

【食　材】豬腎二個，杜仲十五公克，核桃肉三十公克。

【製作方法】先將豬腎切開洗淨，與杜仲、核桃一起燉熟後，去杜仲、核桃肉，加入少許食鹽食用。

【適應證】腎陽虧虛證。症見腰腿痠痛無力、遇冷加重，得溫痛減、面色蒼白、手足不溫、精神不振、或伴陽痿、泄瀉、水腫、舌質淡、脈沉細弱等。

☀肺氣虧虛——參芪燉雞

【食　材】生曬參五公克、參芪片五公克、雞肉（或烏雞肉）七十五公克、香菇等輔料及調味品適量。

【製作方法】雞肉洗淨切塊，沸水燙一下撈出，參芪片洗淨，用溫水泡至回軟。在容器內加入雞肉、參芪片及浸泡的水、輔料、調味品及適量高湯（或清水），燉至爛熟即可。

【適　應　證】肺氣虧虛證。症見咳喘氣短、聲音低怯、自汗畏風、易感外邪、氣短乏力、面白神疲、舌淡苔白、脈弱等。

☀肺胃氣虛——黃芪山藥內金餅

【食　　材】麵粉二五〇公克、雞肫皮五～六公克、黃芪十公克、炒山藥十公克、冰糖適量。

【製作方法】將雞肫皮、炒山藥研成細粉，與麵粉混合均勻。將黃芪裝入紗布袋中入鍋，加入冰糖和適量清水，用大火燒沸，再用小火煎煮二十分鐘，將水倒入麵粉中和成麵團並分成若干個小餅，用小火烤熟小餅即成。

【適　應　證】肺胃氣虛證。症見咳喘無力、痰液清稀、聲音低怯、胸脘痞悶、不思飲食、或食不消化、神疲體倦、氣短自汗、大便稀爛、唇舌淡白等。

☀肺胃陰虛——滋陰清火飲

【食　　材】鮮百合一〇〇公克、鮮藕六十公克、鮮蘆根五十公克。

【製作方法】蘆根浸泡三十分鐘，水煎十五分鐘，加鮮藕切片煮十分鐘，加入百合煮五分鐘左右即可。

【適應證】肺胃陰虛證。症見乾咳少痰、胃部隱痛、饑不欲食、形體消瘦、午後潮熱、盜汗顴紅、或大便乾結、小便短少等。

☀肺胃熱盛——百合粥

【食　材】新鮮百合十五公克、糯米五十公克、冰糖十公克。

【製作方法】將新鮮百合和糯米加水煮粥，加入冰糖食用。

【適應證】肺胃熱盛證。症見顏面痤瘡或有膿皰、口臭口乾、尿黃便結、舌質紅、苔黃。

☀肺腎氣虛——益肺補腎粥

【食　材】芡實、扁豆、山藥、桂圓肉、紅棗、蓮子、百合各六公克，粳米一五〇公克。

【製作方法】共煮粥服用。每日一劑。

【適應證】肺腎氣虛證。症見胸部滿悶、心悸咳嗽、吐清稀白泡沫痰、夜尿頻數、唇青面紫、面色晦暗、自汗出、舌質淡苔白、脈沉細或結代等。

☀肺腎寒凝——鹿茸豬腰姜湯

【食　　材】鹿茸五公克、乾薑五公克、豬腰兩個（去內膜、切碎）、枸杞子五公克。

【製作方法】將豬腰放入鍋中，小炒至熟，與鹿茸、乾薑、枸杞子放入鍋內隔水燉熟，調味即成。每星期可食用一兩次。

【適 應 證】肺腎寒凝證。症見咳嗽胸痛、腰痠痛、大便泄瀉、四肢不溫、氣短、尿頻、舌質淡、苔白或紫暗、苔白滑、脈沉弦或緊等。

☀肺胃濕熱——清熱祛濕茶

【食　　材】枇杷葉十公克、赤芍十五公克、野菊花十五公克、白花蛇舌草三十公克。

【製作方法】水煎，代茶飲。

【適 應 證】肺胃濕熱所致顏面痤瘡、胸悶咳喘、脘腹脹滿、肢體困重、胃呆腹脹、大便溏瀉、舌膩厚苔黃滑等。

☀肺胃寒濕——茯苓飲

【食　　材】茯苓三十公克、白豆蔻十公克、白果仁十公克（炒去殼）、冰糖五公克。

【製作方法】將茯苓、白果仁用清水大火煮開後，小火煮二十分鐘，加入白豆蔻、冰糖，再煮五分鐘，去渣取汁，熱飲。

【適 應 證】肺胃寒濕所致胸腹滿悶、咳嗽氣喘、肢體倦怠、面唇青紫、頭身困重、口淡不渴、納差溏薄、舌淡苔白、邊有齒痕、脈濡緩等。

☀氣滯血瘀——三花飲

【食　　材】玫瑰花五公克、紅花三～五公克、綠萼梅三～五公克。

【製作方法】先將三花放入涼水浸泡三十分鐘，煮水十五分鐘效佳，或三花適量泡水服用。

【適 應 證】氣滯血瘀證。症見胸悶胸痛、頭暈頭痛、情志不舒、善嘆息、四肢痠疼、舌質紫暗、舌下脈絡青紫、紫脹等。

☀小兒食積①——山藥內金糊

【食　　材】炒山藥二〇〇公克、雞內金五十克。

【製作方法】共研細粉，加糖適量，每次一匙入牛奶或米粥內煮沸。每日早晚各服一次。

【適 應 證】食積、食慾不振、煩躁多啼、夜臥不安、嘔吐、大便酸臭或溏薄、苔白厚或黃厚膩、脈弦滑。

☀小兒食積②——雞肫粉粥

【食　　材】雞肫皮六公克、陳皮三公克、砂仁十五公克、粳米三十公克、白糖適量。

【製作方法】先將前三味藥研粉末。加水煮粥，粥成入藥末，加白糖食之。

【適 應 證】小兒消化不良、脾虛胃弱、食積腹脹、嘔吐腹瀉、苔白厚或黃厚膩，或煩躁多啼。

☀傷食泄瀉——山楂蘿蔔飲

【食　　材】生山楂十五～三十公克、白蘿蔔二五〇公克。

【製作方法】生山楂、白蘿蔔切碎煮汁，頻服。

【適 應 證】傷食泄瀉。症見腹痛腸鳴、瀉下糞便臭穢、瀉後腹痛減輕、伴有脘腹脹滿、噯腐酸臭、食慾不振等、舌苔垢濁或厚膩、脈滑實。

☀氣虛便祕——黃芪蘇麻粥

【食　　材】黃芪十公克、蘇子五十公克、火麻仁五十公克、粳米二五〇公克。

【製作方法】將黃芪、蘇子、火麻仁洗淨，烘乾後打成細末，倒入二〇〇毫升溫水，用力攪勻，待粗粒下沉時，取藥汁備用。洗淨粳米，以藥汁煮粥。

【適 應 證】適用於氣虛導致的大便祕結、伴見頭暈目眩、少氣懶言、神疲乏力。

參考文獻

[1] 錢靜莊。《月經不調的中醫食療》。檢察風雲，2012，（8）：17-18。
[2] 吳翠秀。《前列腺炎的中醫食療》。東方藥膳，2006，（7）：6-7。
[3] 曹建春。《慢性膽囊炎分三型食療各不同》。中國中醫藥報，2013-9-11（6）。
[4] 董愛娥。《女性閉經的辨證食療藥膳》。藥膳食療，2005，（10）：13-14。
[5] 李淑紅。《崔英蘭・食療治失眠》。中國民間療法，2010，18（2）：72。
[6] 珊瑚。《食療子宮肌瘤》。健身科學，2009，（3）：48。
[7] 福如海。《巧用食療治療血虛》。食品與健康，2009，（4）：40。
[8] 蘭雲。《食療巧治小兒口瘡》。衛生與生活報，2007-6-4。
[9] 戴賞。《腰椎間盤突出症的辨證食療》。東方食療與保健，2006，（12）：13。
[10] 毛水泉，丁泳。《慢性萎縮性胃炎的中醫食療》。浙江中醫藥大學學報，2008，32（2）：201-202。
[11] 陳鵬躍，韓履祺，藺素萍。《腎病綜合征中醫證型與辨證食療探析》。光明中醫，201

2，27（10）：2142-2144。
[12] 朱賡伯。《膽結石的食療要點及食療方》。東方藥膳，2007，（11）：10。
[13] 周丹。《中醫食療對慢性阻塞性肺疾病脾肺氣虛型患者營養不良影響的研究》。杭州：浙江中醫藥大學。
[14] 沈紹功。《沈紹功中醫方略論》。北京：科學出版社，2004。
[15] 沈紹功。《沈依功・上海沈氏女科全科臨證方略》。北京：中國中醫藥出版社，2012。
[16] 沈寧。《沈氏女科六百年養生秘訣》。北京：中國中醫藥出版社，2013。

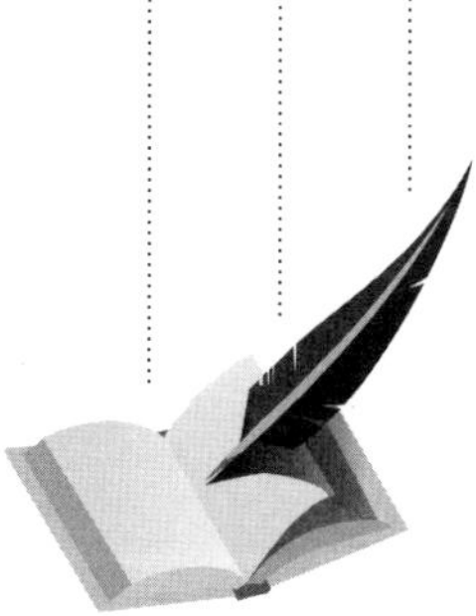

Note

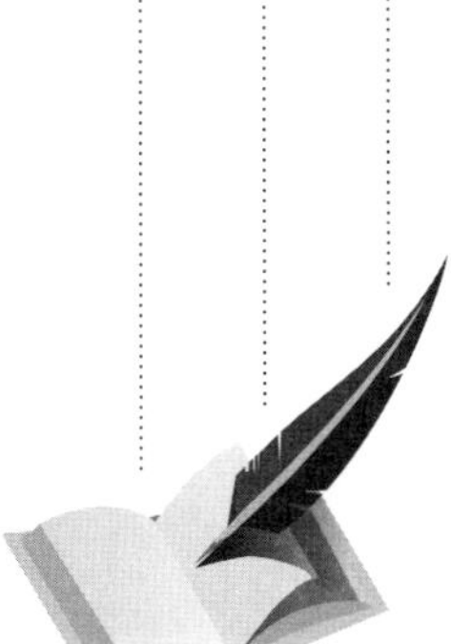

國家圖書館出版品預行編目資料

逆齡養生：調脾胃、養氣血，女醫師教你如何老得慢／韓學傑作. -- 初版. -- 新北市：世茂出版有限公司，2021.06
面；　公分. --（生活健康；489）

ISBN 978-986-5408-52-7（平裝）

1. 中醫　2. 養生　3. 婦女健康

413.21　　110004705

生活健康 489

逆齡養生：調脾胃、養氣血，女醫師教你如何老得慢

作　　者／韓學傑
主　　編／楊鈺儀
責任編輯／陳怡君
封面設計／林芷伊
出 版 者／世茂出版有限公司
負 責 人／簡泰雄
地　　址／（231）新北市新店區民生路 19 號 5 樓
電　　話／（02）2218-3277
傳　　真／（02）2218-3239（訂書專線）
劃撥帳號／ 19911841
戶　　名／世茂出版有限公司　單次郵購總金額未滿 500 元（含），請加 60 元掛號費
世茂網站／ www.coolbooks.com.tw
排版製版／辰皓國際出版製作有限公司
印　　刷／世和彩色印刷股份有限公司
初版一刷／ 2021 年 6 月

ISBN／ 978-986-5408-52-7
定　　價／ 320 元